RECHERCHES

ET CONSIDÉRATIONS

SUR

la constitution et les fonctions

DU COL DE L'UTÉRUS.

ANGERS, IMPRIMERIE DE COSNIER ET LACHÈSE.

RECHERCHES
ET CONSIDÉRATIONS
SUR
la constitution et les fonctions
DU COL DE L'UTÉRUS,

DANS LE BUT D'ÉCLAIRER L'ÉTIOLOGIE DES INSERTIONS PLACENTAIRES SUR CETTE RÉGION, ET DE CONDUIRE A UN CHOIX DE MOYENS PROPRES A COMBATTRE LES HÉMORRAGIES QUI EN SONT LES CONSÉQUENCES;

Par C. NEGRIER,

Directeur de l'Ecole préparatoire de médecine et de pharmacie d'Angers,
Professeur d'accouchements et chirurgien en chef de l'hospice de la Maternité,
membre du Jury médical du département de Maine et Loire,
membre correspondant de l'Académie royale de médecine et des Sociétés d'Angers et de Nantes.

Angers.
IMPRIMERIE DE COSNIER ET LACHÈSE,
rue de la Chaussée Saint-Pierre, 15.

1846.

AVANT-PROPOS.

Il n'entre pas dans le plan de ce travail de faire la description de l'utérus; j'ai voulu, seulement, signaler quelques particularités de structure appartenant au col de cet organe, afin d'expliquer le rôle *tout spécial* de cette portion de la matrice. Je désire, surtout, fixer l'attention sur certains phénomènes, les uns mal compris, les autres à peu près ignorés. Les inductions que je tirerai de ces études, serviront de base aux jugements que je porterai sur les moyens de combattre les hémorragies utérines puerpérales, et donneront la raison du choix de ceux que je crois plus propres à être opposés aux pertes provenant d'une insertion du placenta sur l'orifice interne et sur la surface intérieure du col de la matrice.

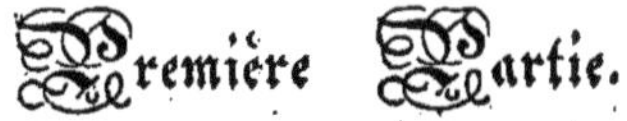

ANATOMIE ET PHYSIOLOGIE.

CHAPITRE PREMIER.

ANATOMIE.

Vésale est le premier anatomiste qui ait considéré l'utérus comme un *muscle creux*. Il distingue dans cet organe, des fibres *transversales* en dehors, des fibres *droites* en dedans, et entre les deux couches des fibres *obliques*. Il ne dit rien de relatif à la structure propre du col de l'organe. (Haller, édit. Desventes, p. 190.)

Parmi les nombreux anatomo-physiologistes qui plus tard traitèrent de l'utérus, Verheyen seul distingue et décrit, dans les parois du col de la matrice, des fibres *circulaires*, et d'autres *continues aux fibres longitudinales du vagin.*

Sue, qui a fait une longue description de la matrice, après avoir décrit différents muscles placés sur le corps de l'organe, muscles qui *s'engrènent* les uns dans les autres, ajoute : « Mais les fibres qui sont du côté du » col descendent obliquement, s'entrelacent, et vont

» se rendre dans un muscle considérable qui borne » l'orifice de la matrice. » Plus loin, il ajoute : « Les » fibres qui se trouvent à l'orifice interne sont entière- » ment orbiculaires. »

A partir de cette époque, il faut arriver jusqu'à Mme Boivin pour trouver une nouvelle et plus complète description de l'utérus. Levret, Haller et leurs contemporains n'ont rien dit qui leur soit propre sur ce sujet.

Mme Boivin décrit, sur chaque face de l'organe, « six faisceaux, trois à droite et trois à gauche de cha- » que paroi, et un autre vertical qui forme la ligne » médiane. »

Le plan vertical ou médian, qui s'étend *depuis le contour du fond jusqu'au bas du corps de l'utérus*, présente des fibres longitudinales.

Suit la description de tous les faisceaux appartenant au corps de l'utérus. On doit remarquer qu'il n'est parlé d'aucun faisceau *se continuant du corps de l'utérus sur le col.*

En traitant de la structure du col, elle dit : « A l'ex- » trémité inférieure de la région médiane, dans la ré- » gion moyenne extérieure du col (face postérieure » sans doute), deux autres faisceaux qui se composent » d'une portion des fibres de la ligne médiane du col » s'écartent l'un de l'autre de quelques lignes, s'iso- » lent, vont s'attacher sur les bords latéraux de la ré- » gion moyenne du sacrum, et forment les ligamens » latéraux de la matrice. » (Mémorial, p. 63.)

Dans ce qui précède, on ne trouve aucune expression qui puisse donner la pensée que les fibres du col soient la continuation directe de celles du corps de l'organe, si ce n'est à la paroi postérieure où se trouve spécialement le faisceau moyen. Quant au faisceau médian de la paroi antérieure du corps de l'utérus, il est dit expressément qu'il s'étend *depuis le fond jusqu'au bas du corps de l'utérus.*

Mme Boivin ne signale aucune fibre perpendiculaire dans les parois antérieures et latérales du col ; elles sont toutes circulaires et faciles à suivre au terme de la gestation.

Meckel dit que les fibres musculaires dans les parois du col sont rares, surtout vers la portion inférieure, où elles sont toutes circulaires. (Citation d'Ollivier, Dictionn. de Méd.)

Burns dit : « Que les lèvres de l'utérus ont peu de » fibres musculaires, si toutefois elles en ont. »

Haller a aussi parlé de la rareté des fibres musculaires vers la portion inférieure du col.

M. le professeur Velpeau est peut-être le seul qui dise « que les fibres longitudinales et obliques prédo» minent, surtout au col, où elles forment la base des » rides qu'on remarque à la surface interne de l'or» gane. » (Traité élém., t. I, p. 84.)

Dans la dissection que j'ai pu faire de deux utérus renfermant le produit, au sixième et au septième mois de la gestation, je n'ai point constaté le grand nombre des fibres musculaires au col ; les fibres longitudinales y étaient fort rares et les fibres circulaires et en lamelles étaient entrecroisées.

M. le docteur Jobert de Lamballe vient d'examiner la disposition des fibres du tissu de l'utérus ; il dit » que les parois de cet organe sont constituées par » deux couches minces superposées, formant une zône

» médiane perpendiculaire, s'étendant à la paroi pos-
» térieure de l'utérus, depuis le fond de l'organe jus-
» qu'à la paroi vaginale postérieure où elles se fixent,
» excepté quelques-unes qui se terminent sur le col
» au-dessus de l'ouverture du conduit vulvo-uté-
» rin. »

En examinant spécialement la structure du col, il ajoute « qu'il est composé du même tissu que le » corps. » On voit que les fibres qui le constituent représentent des demi-cercles et se croisent sans se confondre dans la direction des commissures (1). Cette disposition semi-circulaire est d'autant plus évidente que la femme a eu des enfants et que l'ouverture du col est transversale.

Il dit encore : « Les fibres du col se confondent-elles
» avec l'extrémité supérieure du conduit vaginal ? Il
» m'a semblé que celui-ci se fixait sur le tissu propre,
» à l'endroit où la muqueuse vaginale abandonne le
» col pour tapisser le museau de tanche. Cette inser-
» tion paraît s'arrêter brusquement à la partie anté-
» rieure ; mais il résulte des recherches auxquelles je
» me suis livré, que le vagin se continue au contraire
» en arrière avec le faisceau longitudinal et cela d'une
» manière constante. »

Le docteur Papenheim, de Breslau, après avoir décrit trois couches musculeuses dont sont formées les parois du corps de l'utérus, ajoute : « Les fibres longi-
» tudinales, évidemment destinées à abaisser le fond
» de l'utérus, se replient en dehors de la face anté-
» rieure et postérieure de chaque côté, se croisent à la

(1) J'ai vu que l'entrecroisement avait lieu en avant et en arrière.

» partie inférieure du corps de la matrice, pour entou-
» rer le col d'une manière circulaire. »

En parlant de la couche musculaire externe, il dit : « Les fibres de la lame externe entourent en spirales » les angles de l'utérus, et se dirigent ensuite oblique- » ment vers le détroit et le col. »

M. le docteur Cazeaux, dans son excellent Traité, cite quelques résultats qui lui ont été communiqués par M. le docteur Delisle sur la structure de l'utérus.

Cet anatomiste distingue dans les parois utérines trois couches. La couche externe, ou corps de l'utérus, est formée de fibres transversales ou obliques, rayonnées, partant des trompes, des ligaments, des ovaires et des ligaments larges. Ces fibres, parvenues vers la ligne médiane sur les deux faces, se relèvent ou s'abaissent selon leur situation, pour constituer le faisceau perpendiculaire dont les fibres ne sont que la continuation des fibres transverses. Quelquefois, dans le faisceau moyen, les fibres transverses, au lieu de changer de direction, se croisent avec les fibres du côté opposé.

La couche interne ressemble, pour la disposition de ses fibres, à la couche externe ; les entrecroisements y sont plus nombreux que dans cette dernière.

Au col aussi, il y a des entrecroisements, mais pas de faisceau perpendiculaire, toutes les fibres se croisent. Il n'est rien dit de relatif au nombre comparatif des fibres musculaires de cette portion de l'utérus.

Si je résume ce que je viens de recueillir quant aux fibres du col de l'utérus, je dirai : 1° Que le tissu du col est identiquement de même nature musculeuse que celui du corps de l'utérus ; 2° Qu'il est évident que les fibres, dans les parois du col, sont infiniment moins nombreuses qu'elles ne le sont au corps de l'organe; 3° Que ces mêmes fibres du col ne sont pas la continuation sans interruption de celles du corps, si ce n'est à la partie moyenne externe de la paroi postérieure; 4° Que les fibres circulaires en demi-anneaux croisés des parois du col, forment la succession des anneaux de la couche profonde du corps de l'utérus, sans que ces fibres aient d'autres rapports que ceux de contiguité; les anneaux se succèdent et sont indépendants. Cette indépendance du col n'existerait pas pour la portion moyenne de la paroi postérieure, puisqu'un faisceau descend en arrière, du fond de l'utérus jusqu'au bas du col et jusqu'au cul-de-sac vaginal; 5° Le nombre des anneaux musculaires du col, dans lequel on ne dit pas qu'il y ait deux couches, comme elles existent au corps (1), diminue à mesure qu'on les cherche plus près de l'orifice inférieur, où ces anneaux augmentent de nombre et constituent un sphincter, d'après quelques anatomistes.

Ainsi les parois du col manquent presque complétement de fibres perpendiculaires qui sont nombreuses au corps, et au point de vue des rapports présumés de ces fibres, celles du col ne sont pas dans une dépendance nécessaire des fibres du corps, puisqu'elles en sont pour la plupart distinctes.

En poursuivant les recherches de structure pour les autres tissus constituant les parois de la matrice, on

(1) Dans les trois dissections de l'utérus que j'ai pu faire, je n'ai distingué qu'une seule couche dans les parois du col; je crois même qu'il en est ainsi au-dessus de l'orifice supérieur, dans la portion inférieure du corps de l'utérus, dans une étendue de un à deux centimètres de hauteur.

remarque bientôt que ce n'est pas seulement par le nombre et la disposition des fibres musculeuses que diffèrent *essentiellement* les deux portions de l'organe, mais que les nerfs qui les animent, les vaisseaux qui les nourrissent, n'offrent pas des dissemblances moins remarquables, et pour leurs sources, et pour leur mode de distribution.

Le col de l'utérus, dont la texture est toujours moins compacte que celle du corps de l'organe, reçoit du sang par deux artères d'un assez fort calibre, surtout au temps de la gestation; ce sont les artères utérines. Les premières branches de ces artères, *les plus volumineuses,* enveloppent et pénètrent les parois du col utérin, et leurs rameaux vont se répandre en montant, comme un réseau, dans la couche superficielle du corps de l'utérus.

Le corps de cet organe reçoit encore, vers les embouchures tubaires, deux branches que fournissent les artères ovariques. Cette autre source du sang reçu par l'utérus est moins considérable que celle qui fournit le sang qui arrive par les deux côtés de son col.

Ainsi le fond de l'utérus ne reçoit dans son tissu que les rameaux anastomotiques des diverses artères, tandis que le col est entouré et pénétré par les deux troncs principaux et les fortes branches qui en émanent immédiatement.

Cette dissemblance dans le mode de distribution du sang dans les deux portions de l'utérus, joue vraisemblablement un rôle dans les accidents fonctionnels dont il sera parlé dans la suite de ce mémoire.

Je sais qu'on pourrait repousser les conséquences que je viens d'indiquer, en rappelant les nombreuses anastomoses *plexiformes* des vaisseaux, aussi n'insisterai-je pas, tout en conservant ma pensée sur ce fait, pour m'attacher surtout à faire remarquer le mode *tout spécial* d'influx nerveux donné au corps et au col de l'utérus. M. Cruvelhier a signalé ce fait anatomique.

Les nerfs qui vont animer le col de l'organe lui sont fournis par le système cérébro-spinal; ce sont surtout les rameaux provenant de la deuxième paire sacrée, puisqu'ils forment pour la plus grande partie le plexus hypogastrique, tandis que le corps de l'utérus reçoit les siens du système ganglionnaire par le plexus spermatique. Il est impossible, comme on l'a dit, qu'une telle disposition n'ait pas une très haute influence sur les fonctions de l'organe.

Je dirai en terminant quelques mots sur des dissemblances très saillantes qu'offrent les cavités de l'utérus, soit par rapport à la forme générale, soit pour certains points de leurs surfaces.

La cavité du col est fusiforme; ses parois latérales suivent une courbe régulière à concavité interne. C'est le contraire pour la cavité du corps de l'utérus qui est triangulaire dans sa forme générale, dont les parois latérales forment des courbes à convexités intérieures. Il résulte de l'aspect de la réunion de ces lignes courbes en sens inverse, au col et au corps, la pensée naturelle que les deux espaces ne sont pas deux chambres d'une même cavité séparée par une coarctation des parois, mais l'accolement de deux cavités distinctes, communiquant par une ouverture circulaire qui semble bien plus appartenir à la cavité supérieure.

Les surfaces antérieures et postérieures des deux

cavités de l'utérus sont tracées à leur centre et de haut en bas, par un raphé. Ce raphé est très marqué dans la cavité du col; il n'est qu'indiqué dans celle du corps. Enfin des plis transversaux nombreux et profonds partent de chaque côté du raphé de la cavité du col, et renferment des follicules muqueux nombreux, tandis qu'on ne voit rien de semblable sur les parois de la cavité du corps, où les raphés, comme il a été dit, sont peu saillants (1).

En réduisant ce résumé à la plus simple expression, on peut dire : 1° Que le corps et le col de l'utérus sont des parties intégrantes d'un même organe ; 2° Qu'ils sont composés de tissus similaires, mais différents pour le nombre, la disposition et la contexture.

(1) Dulaurent, dans son *Anatomie*, et Burton, disent que chez les femmes vierges les raphés de la cavité du corps de l'utérus sont très-marqués et se rapprochent beaucoup. Ils diviseraient cette cavité en deux loges dont l'embouchure de chaque trompe ferait le sommet. Je suis certain, que *généralement*, les raphés de la cavité du corps de l'utérus, même chez les vierges, sont peu marqués.

CHAPITRE II.

PHYSIOLOGIE.

Je passerai rapidement en revue les fonctions exercées par l'utérus, en distinguant les rôles qui ont été dévolus aux deux portions de cet organe. Les appréciations des phénomènes seront naturellement faites au point de vue des conclusions qui précèdent, c'est à dire en les présentant dans le but de prouver que les fonctions du col et du corps de l'utérus sont aussi distinctes que les organisations de ces parties sont dissemblables, et que ces fonctions sont les conséquences rigoureuses de leurs modes d'organisation.

MENSTRUATION.

Je n'ai que peu de mots à dire sur l'état de l'utérus pendant la menstruation; dans cette fonction, l'utérus comme muscle, est le plus ordinairement passif. Pendant le phénomène, le tissu utérin est congestionné à l'occasion de la fonction vésiculaire ovarique; il laisse transsuder le sang, comme la membrane pituitaire le laisse couler du nez lors d'une congestion céphalique. Cependant à l'occasion des règles difficiles, on pourrait admettre que les douleurs lombaires accablantes dont se plaignent les femmes, proviennent du passage difficile du sang au travers de la cavité du col; on admettrait au moins cette hypothèse, lorsque l'exsudation sanguine est accompagnée de formation et d'expulsion de fausses membranes (exfoliation de la muqueuse utérine, selon l'opinion de quelques physiologistes). Dans ces cas rares, ce qui sert surtout à faire préciser et la cause et le siége de la sensation, ce sont : l'intermittence et la régularité des douleurs, leur point de départ des lombes, et leur direction vers la pointe du sacrum ; les femmes qui sont accouchées reconnaissent ces douleurs comme identiques à celles que déterminent les contractions utérines (1).

FÉCONDATION.

Certaines femmes, j'en pourrais citer plusieurs, ont éprouvé au moment de l'imprégnation, je dirais mieux peut-être à l'instant du passage du sperme dans les cavités de l'utérus, un sentiment de faiblesse profonde, des vertiges. Ces sensations furent pour elles une certitude de leur fécondation.

Dans ces phénomènes nerveux, je crois encore reconnaître les effets de la dilatation du col de l'utérus, mais fonctionnelle, normale cette fois, et non doulou-

(1) On se souvient que les nerfs du col de l'utérus lui sont fournis par le plexus hypogastrique ; il y a donc lieu de penser que les douleurs sont le résultat de la dilatation des parois du col, et spécialement de ses orifices.

Je puis ajouter, par anticipation, parce que le phénomène est semblable, que les tranchées nombreuses et très douloureuses, qui succèdent aux parturitions rapides, sont aussi produites par le passage irritant, s'il n'est pas difficile, du sang au travers du sphincter supérieur. Cet orifice, doué de plus de sensibilité que les autres points des parois, devra la manifester toutes les fois qu'il sera mis en action par le mouvement de retrait, intermittent, et comme péristaltique, du corps de l'utérus.

reuse comme il arrive quand les détroits du col sont forcés par les efforts expulsifs du corps de l'utérus. C'est au passage du sperme accepté, aspiré (1) peut-être par le col, alors que la sensibilité de cette partie est exaltée sous la double influence de la congestion menstruelle et de l'orgasme vénérien, que j'attribue la cause du phénomène que j'ai rappelé.

La gestation va commencer; les cavités utérines se remplissent de matière pulpeuse, à laquelle la semence ne doit pas être étrangère, comme on l'a dit, en sollicitant par sa présence une abondante sécrétion des parois de l'organe. Cette matière formera plus tard, dans la cavité du corps de la matrice *seulement*, une poche séreuse appelée membrane caduque. La cavité du col, elle, sera complétement remplie ainsi que l'angle inférieur de la cavité utérine, par un bouchon de matière gélatineuse dont le volume, la consistance et l'opacité, s'augmenteront jusqu'au troisième mois de la grossesse.

La matière qui remplit *ordinairement* la cavité du col de l'utérus ne renferme jamais de locule centrale. Elle provient évidemment d'une hypersécrétion des follicules de Naboth.

La portion supérieure du bouchon se solidifie parfois et devient semblable à la pulpe de la caduque; elle s'organise, ou au moins semble pénétrée par du sang qu'on y trouve, non contenu dans des vaisseaux bien réguliers, mais comme imbibé dans certains points du bouchon qui adhère à la pointe de l'œuf: c'est ce que j'ai observé sur des œufs du quatrième au septième mois de la gestation.

(1) Bischoff.

La présence du bouchon cervical dans les premiers mois de la grossesse n'est pas constante. Chez quelques femmes multipares, la matière plastique n'occupe que l'orifice supérieur, la cavité même du col est vide, le doigt peut y être introduit. Les parois du col sont quelquefois molles et même un peu dilatables ; l'orifice supérieur est presque clos, il a souvent moins d'un centimètre d'ouverture.

Voilà l'état du col de l'utérus pendant les premiers mois de la gestation. On voit qu'il participe à peine à la fonction. Cet état du col alors, exerce-t-il une influence sympathique sur quelques organes, ou seulement sur certains phénomènes de l'économie ? Est-ce à l'état de gonflement du col ; est-ce au léger ramollissement et à la dilatation commençante de sa cavité, que doivent être rapportée les sympathies stomacales, si fréquentes à cette époque de la grossesse ?

L'auteur anglais Burns dit « qu'il a fait naître des » nausées et des vomissements par de légères frictions » du bout du doigt sur le museau de tanche. »

Pour certaines femmes, le coït, dans les premiers mois de la gestation, a souvent aussi produit des nausées, des spasmes de l'estomac.

Dans ces cas, qui doivent être fort rares, il est vraisemblable que le point de départ de ces effets est le col de l'utérus, plus sensible alors, gonflé, coloré par une injection de son tissu. Mais si le gonflement, si la coloration du col sont des faits constants, il n'en est pas de même pour l'exagération de sa sensibilité qui n'est que rarement exaltée au point de réagir au loin. Dans les cas ordinaires, il est plus rationnel de rapporter les nausées et les vomissements à la distension rapide du fond de l'utérus, où se répandent, comme on sait, les rameaux nerveux que donnent les nerfs ganglionnaires.

Je poursuis cette pensée tendant à expliquer les corrélations du fond de l'utérus avec l'estomac par les nerfs grands sympathiques : Les femmes, pour la plupart, cessent de vomir vers le cinquième mois de la grossesse, et cependant alors le fond de l'utérus continue de s'accroître. Ne pourrait-on pas attribuer ce repos à ce que les fibres utérines, parvenues à un certain degré d'allongement, cessent de résister et par conséquent de réagir sur les nerfs. Les vomissements qui surviennent au moment des énergiques contractions utérines, qui précèdent immédiatement l'expulsion du fœtus, s'expliqueraient de la même manière; ces vomissements seraient la corrélation de la compression douloureuse des filets spermatiques par le tissu du fond de l'utérus revenu en partie sur lui-même, car, à ce moment déjà, l'utérus est vidé des eaux de l'amnios et de toute la portion fœtale précipitée dans l'excavation.

Vers la fin du cinquième mois de la gestation, le col de l'utérus, qui ne s'était encore que gonflé et ramolli *particulièrement* vers le museau de tanche, éprouve, à son orifice supérieur, un *commencement de dilatation.* (Je crois *avoir vu* les choses ainsi.)

Dans le sixième, et surtout dans le cours du septième mois, l'orifice supérieur, qui n'était occupé que par un bouchon de matière plastique, se trouve *déjà écarté* par la pointe de l'œuf.

J'ai trouvé, au commencement du septième mois de

la gestation, l'orifice supérieur dilaté à quatre centimètres (1). Il était occupé par un bouchon de matière plastique à base encochée circulairement. Le bouchon se confondait réellement avec la pointe de l'œuf; la cavité du col était remplie de la matière gélatineuse dont j'ai parlé plus haut. Ainsi on peut dire, que le fond et le corps de l'utérus sont déjà développés aux trois cinquièmes de l'amplitude qu'ils doivent acquérir, à l'époque où commence la dilatation de l'extrémité de l'angle inférieur du corps de la matrice et l'embouchure de l'orifice supérieur.

L'œuf en s'accroissant y descend graduellement; c'est *la résistance de l'orifice supérieur qui le retient.* Ce ne peuvent être, au même degré, les parois de la portion sous-jacente du col, car elles sont souvent ramollies et béantes chez les multipares.

Il n'est pas possible d'admettre un antagonisme actif et permanent entre le corps et le col de l'utérus pendant tout le temps de la gestation, ce qui exigerait une tension constante du fond de l'organe; il n'en est pas ainsi. Les premiers degrés de la dilatation de l'orifice supérieur doivent être attribués au seul développement de l'œuf, agissant comme un coin, développement incessant.

En s'accroissant, les parois du corps de l'utérus acquièrent les conditions qui les rendent propres, au

(1) J'ai le dessin, fait par M. Lebiez, peintre, d'un utérus renfermant un œuf entier parvenu à la fin du 7me mois de la gestation. L'orifice supérieure est dilaté de trois centimètres. Le sujet qui a fourni la pièce a succombé à une attaque foudroyante de choléra. La maladie, qui n'a duré que quatre heures, aurait-elle exercé de l'influence sur la dilatation de l'orifice supérieur?

suprême degré, à l'expulsion du produit qu'elles renferment; pendant ce même temps, et sans doute sous l'influence de la même cause, la vie et l'accroissement de l'œuf, les parois du col se sont amollies, amincies, et loin d'acquérir la faculté contractile, elles ont au contraire perdu toute force de résistance capable de contrebalancer les efforts d'expulsion du travail puerpéral. Il est évident que les rôles confiés par la nature aux deux portions de l'utérus sont entièrement différents, comme l'ont dit Antoine Petit et Levret, et ces rôles sont bien le résultat de leur organisation différente : l'une a été dotée de moyens musculaires puissants, l'autre en a été déshéritée.

Un véritable antagonisme ne peut être saisi dans les actes fonctionnels des deux portions de l'utérus, que lorsque la gestation est arrivée à son terme. Le sphincter supérieur est le premier qui entre en action, il résiste, non pas d'abord aux efforts du corps de l'utérus, mais à la distension de son angle inférieur. Bientôt l'accroissement de l'œuf surmonte cette résistance, et l'orifice se dilate graduellement *de haut en bas* (1) jusqu'au milieu de la hauteur du col. Les fibres circulaires du sphincter ont résisté longtemps, dans le but final de donner au fœtus le temps de parvenir à la viabilité.

(1) Ce fait, dont je crois être certain, n'est pas entièrement en contradiction avec la théorie du savant professeur Stoltz. J'ai reconnu, comme lui, le ramollissement des lèvres du col, et peut-être de la moitié inférieure de cette portion de l'utérus, mais je ne crois pas, comme ceux qui ont accepté son système, que la dilatation du sphincter supérieur se fasse exclusivement dans la dernière quinzaine de la gestation. Cette dilatation, comme j'ai cru le remarquer, commence *beaucoup* plus tôt.

PARTURITION.

Dans le travail de la parturition, l'action puissante du corps de l'utérus (de sa moitié supérieure) achève de vaincre la résistance du sphincter supérieur, et successivement des anneaux musculaires des parois du col, car bien que ramollies, ces parois sont encore capables de résistance, surtout l'anneau ou sphincter inférieur.

Quand la dilatation du col est parfaite, le rôle principal de cette portion de l'utérus est achevé, le col n'est plus qu'un canal de jonction qui réunit le corps de l'organe au vagin. C'est alors que les fibres du corps de la matrice, auxquelles rien ne résiste plus, se contractent de manière à chasser ce qu'elle renferme. Cette force *spéciale*, *seule*, est suffisante pour effectuer l'accouchement.

Le retrait du tissu du corps de l'utérus s'opère sous l'influence de deux actions (1) dévolues à deux genres

(1) Burns dit, page 213:
« Il y a deux sortes de contractions utérines, que l'on peut appeler » permanentes et momentanées. La permanente est cette action continue » de chaque fibre qui rend la matrice plus ou moins tendue, de sorte » qu'on la sent résistante si l'on introduit la main dans sa cavité. La con» traction momentanée est plus forte que l'autre, paraissant par inter» valles pour expulser le fœtus, et produisant ce qu'on appelle les dou» leurs de l'enfantement. Dans les cas où la nature guérit, par l'expulsion » ou par la production d'un travail, c'est principalement à la contrac» tion permanente ou tonique que l'on doit la suppression de l'hémorra» gie, parce que cette contraction diminue le calibre des vaisseaux et » maintient une pression régulière sur l'ovule, jusqu'à ce que les dou» leurs aient terminé l'expulsion ou la sortie de l'enfant: les douleurs » seules ne produiraient point ce résultat, car, en se montrant par in» tervalles, elles rendent leur effet passager. D'un autre côté, la con» traction permanente ne suffit pas pour remplir ce but sans les dou» leurs, car ces paroxismes momentanés provoquent cette action à un » plus haut degré, et, en expulsant l'enfant, elles accomplissent la déli» vrance avant que les forces de l'utérus ne soient épuisées. »

de tissus. L'une de ces actions se manifeste par des contractions énergiques, intermittentes et régulières; on la nomme fonctionnelle. L'autre action est un retrait *lent* et *incessant*, dont la femme n'a pas la conscience; elle est attribuée au raccourcissement du tissu fibreux que ce phénomène dénote comme faisant aussi partie du tissu utérin.

Quand le tissu du corps de l'utérus s'est contracté sous l'influence des deux actions qui lui appartiennent, il est ferme au toucher, il résiste jusqu'à un certain point. Le tissu du col se comporte différemment, il ne semble pas jouir des deux espèces de contractions.

Au début du travail puerpéral, à chaque retour de la contraction intermittente, la portion inférieure du col éprouve, *en même temps*, un resserrement qui durcit le pourtour de l'orifice, et une sorte de soulèvement.

Plus tard, quand les parois du col ont été largement distendues par l'œuf, l'orifice inférieur seul offre quelque résistance et forme, quelque temps encore, un anneau dur à l'instant de la contraction. Au-dessus de cet anneau, les parois du col, même pendant la contraction, ne sont point aussi fermes que lui. Quand la contraction a cessé, les parois du col et le limbe de l'orifice inférieur n'offrent plus aucune résistance, leur tissu est mou. Pendant les contractions, les parois du col sont cependant plus fermes que dans les intervalles de repos; mais cet état n'est que la conséquence de la distension qu'elles subissent par suite de l'abaissement de l'œuf; d'après cela, il paraîtrait que, dans le travail d'expulsion, le tissu musculaire du col ne jouerait aucun rôle actif, et que cette portion de l'organe ne jouirait pas de la contraction fonctionnelle expulsive. Plus tard, on verra que le retrait latent de cette partie ne s'effectue pas comme celui du corps de l'utérus (1). La nature, comme on l'a dit, n'a pas voulu que ces parties exerçassent le même rôle, puisqu'elle les a constituées si profondément distinctes.

Quand le tissu du col a été complétement dilaté, s'il est abandonné à lui-même, il ne revient que légèrement, un faible effort suffit pour lui redonner l'ampleur qu'il avait déjà subie. Les preuves de ce fait sont manifestes lors des positions transversales du fœtus. Dans certains cas où la poche des eaux a distendu largement la portion inférieure du col, si on vient à examiner ses parois, après la rupture de l'œuf, on les trouve flasques ou au moins très faciles à écarter sous la simple pression du doigt; l'orifice est, dit-on, *retombé sur lui-même*. Si le tissu du col eût joui de la contraction musculaire à un degré égal, et au même temps que les parois du corps de l'utérus, la portion flottante du col se contracterait comme le fond de l'organe, et c'est ce qu'on ne voit pas.

Je le répète, le tissu du col *dilaté* ne revient que lentement sur lui-même, et sous la seule influence du retrait latent. Je ferai connaître bientôt les phénomènes de ce retrait après l'accouchement.

(1) Ce fait se remarque dans les cas d'avortement du troisième au sixième mois, quand l'œuf sort en masse. Pendant longtemps, la cavité du col reste elliptique; les deux orifices restent fort durs. Si l'on introduit le doigt dans cette cavité, on acquiert la certitude que les parois du col ne se contractent point pendant l'action du corps de la matrice, on sent seulement qu'elles sont plus tendues et résistent à la dilatation que leur fait éprouver l'œuf quand il s'avance. C'est l'orifice supérieur qui forme l'obstacle; ce sont les distensions qu'il éprouve qui produisent les douleurs si pénibles de ce travail anormal.

L'orifice inférieur conserve, dans certains cas, une roideur fâcheuse qui ne peut être considérée comme un phénomène pathologique. Le limbe de l'orifice forme un bourrelet dur qui semble indilatable. Quelquefois cet orifice se déchire sous l'influence des contractions, ou bien il n'est vaincu que par l'affaissement que procure une saignée générale, le relâchement local d'un bain, d'une fumigation, ou l'action de la belladone sur les fibres résistantes. Il y a *peut-être*, dans ce cas, spasme des nerfs violemment tiraillés, mais *certainement* il existe aussi une résistance inhérente aux cercles musculaires qui n'ont pas encore prêté suffisamment; le toucher permet de distinguer cet état.

On a dit qu'il arrivait quelquefois que lorsque la tête du fœtus avait franchi le sphincter inférieur, le bord de cet orifice, revenant brusquement sur lui-même, pouvait comprimer le cou de l'enfant au point de l'étrangler.

Il y a exagération dans ce fait. Dans certains cas *rares*, j'ai vu l'orifice inférieur se reformer, mais largement encore, après le passage de la tête, quand le fœtus était d'un petit volume; ce retour n'a jamais été assez considérable pour comprimer sérieusement le cou.

Il existe alors plutôt un phénomène de résistance et d'élasticité qu'une action musculaire de l'orifice. Cet accident a lieu *surtout* quand la poche des eaux a été rompue avant l'amincissement parfait du bord de l'orifice, le fœtus étant venu au monde par les extrémités inférieures, *dépliées et tirées intempestivement*, dans le but de hâter la parturition. Alors l'anneau de l'orifice est rapidement et violemment élargi sans avoir éprouvé tout le ramollissement préalable et nécessaire; et si cet anneau ne s'est pas déchiré par le passage des épaules, l'élasticité du tissu ramènera le bord de l'orifice sur le cou, qui peut alors en être sensiblement pressé; c'est ce qu'on reconnaît évidemment en portant les doigts dans le vagin pour abaisser une anse du cordon (1), quand il y a lieu.

J'ai dit plus haut que je pensais qu'à la fin de la gestation, l'orifice supérieur était déjà, depuis un certain temps, largement dilaté. Ce sphincter, constamment actif, est maintenu écarté par la pointe de l'œuf et la portion fœtale qui se présente en bas; si cette dilatation permanente venait à cesser, il est très vraisemblable que l'orifice se resserrerait immédiatement avec une énergie qui n'est en rien comparable à celle des autres points des parois de l'utérus. Cette rétraction peut être appréciée lorsque la main est portée, dans certains cas, au-delà de l'orifice interne pour opérer la version. On sent bien alors que c'est par cet orifice qu'elle est comprimée jusqu'à l'engourdissement, et non par l'orifice inférieur, ou par les fibres du corps de l'organe.

Pour admettre que le développement entier du col soit un phénomène s'effectuant dans la dernière quinzaine de la gestation, il faudrait supposer, qu'avant le déploiement de l'orifice, le peu d'épaisseur qu'offre alors le col raccourci, puisse suffire en quelques jours à l'ampliation considérable de cette portion de l'organe.

(1) Millot, de Dijon, pour éviter l'étranglement du fœtus, donne le conseil d'extraire l'enfant sans abaisser les bras qui se relèveront, dit-il, et protégeront le cou. Cette manœuvre et ces craintes ne sont point admises aujourd'hui.

Après l'accouchement, si l'on coupe perpendiculairement l'utérus, on distingue facilement la ligne de démarcation qui indique le sphincter supérieur. Cette ligne est élevée au tiers de la hauteur totale de l'organe; les parois du col sont épaisses, surtout à leur base. Par quelle action aurait pu s'effectuer cette élévation si prompte de l'orifice supérieur, et ce retour non moins rapide des parois flasques et épaisses du col, dont les lèvres ne se sont pas toujours complétement effacées ?

Quelques faits énoncés plus tard viendront combattre la théorie de la dilatation très rapide du sphincter supérieur, ce sont des adhérences placentaires audessous de l'orifice supérieur sur les parois mêmes du col.

DE LA DÉLIVRANCE.

Quand la délivrance est naturelle, spontanée, le placenta qui a été décollé de plus en plus pendant le temps d'expulsion du fœtus, si ce temps surtout a exigé de nombreux efforts, est comprimé, allongé et poussé en grande partie au-delà du sphincter supérieur; quelques instants plus tard, de nouvelles contractions utérines le font entièrement passer dans la cavité du col et le vagin. Dans ces cas normaux, le sphincter supérieur n'a pas mis d'obstacle au passage de l'arrière-faix, quoiqu'il forme déjà un collet rétréci séparant bien évidemment la cavité du corps de l'utérus de celle du col.

Dans les cas de parturition rapides, qui dénotent souvent une grande énergie de contraction du corps de l'utérus, chez un sujet largement conformé, et encore dans les cas d'adhérences insolites du placenta à la matrice, ce dernier organe se clôt à son orifice interne et renferme toutes les annexes du fœtus; on dit alors que le placenta est incarcéré.

Les accoucheurs, pour la plupart, disent que cet accident reconnaît pour cause un *spasme* partiel des parois de l'utérus. Plusieurs ont pensé que tous les points de la surface interne de l'organe pouvaient se contracter de façon à renfermer l'arrière faix; la contraction aurait toujours lieu au pourtour du placenta, tandis que la surface d'implantation et le reste des parois utérines seraient inactifs.

D'autres observateurs, plus attentifs selon moi (1), ont vu que la rétention du placenta ne s'opérait que d'une seule manière et toujours par le resserrement du sphincter supérieur.

J'ai bien rencontré des incarcérations placentaires qui, par la forme de la tumeur fortement déjetée sur le côté, pouvaient induire à penser que la loge utérine devait être constituée aux dépens de la paroi latérale du sac; mais après avoir exploré avec soin l'état du col utérin, la situation de l'anneau de passage pour le cordon, je me suis convaincu que dans ces cas c'était *encore* l'orifice interne contracté qui formait l'obstacle (2). La forme irrégulière et la situation inclinée de la tumeur provenaient évidemment de ce que le placenta était greffé dans l'infundibulum de la trompe, et

(1) « Le col utérin est fort souvent inerte, quoique le fond soit contracté; quelquefois le contraire arrive, et c'est alors que le placenta » enfermé dans la matrice, y semble enkysté, etc.. »

(Mme La Chapelle, tome 2, page 378).

(2) Mme Boivin exprime cette opinion (traduction de Steward-Duncan, pages 302, 303).

plutôt sur la paroi latérale de la cavité utérine que vers le fond de l'organe. J'ai vu plusieurs fois de ces chatonnements latéraux, et chaque fois j'ai constaté la réalité de ce que je viens de dire. Le côté inoccupé de l'utérus revient et semble aplati ; on peut s'assurer de ce fait sur les sujets dont les parois abdominales sont molles et peu épaisses.

Tout ce que j'ai dit jusqu'à ce moment sur le col de l'utérus, au point de vue de son anatomie et du rôle qu'il remplit dans les fonctions de l'organe, était connu. J'ai rassemblé ces notes pour en former un faisceau capable de fixer davantage l'attention. Il me reste à étudier le col utérin après l'accouchement, pour faire connaître exactement la manière dont il revient à son état normal de repos. Je ne sache pas qu'on se soit préoccupé de cet examen sur un grand nombre de sujets ; le résultat de ces recherches est un des points capitaux de ce mémoire ; il est la base la plus importante des considérations pratiques relatives aux hémorragies cervico utérines qui le terminent.

Les recherches dont je parle ont été faites sur plus de cent sujets admis dans le service de la Maternité à Angers. Il serait difficile d'examiner le col de l'utérus à une telle époque, dans la pratique ordinaire, parce que, outre la douleur que détermine assez souvent l'introduction du doigt dans des organes froissés, les femmes sont horriblement contrariées de ces recherches ; à ce point que plusieurs des accouchées de la salle préférèrent sortir plutôt que de se soumettre au toucher journalier.

L'état du col de l'utérus, *immédiatement après* l'accouchement, n'est pas le même chez la femme primipare et chez celle qui est accouchée plusieurs fois.

Primipares.

Chez les femmes primipares, l'orifice inférieur est largement dilaté; il *tombe* de deux centimètres dans le vagin. Il donne au doigt la sensation d'un bord flottant, mou, dont l'épaisseur s'augmente en montant. Au-dessus du limbe de l'orifice inférieur, les parois du col se rapprochent de plus en plus à mesure qu'on les touche plus haut; ces parois forment un cône tronqué dont le sphincter supérieur est le sommet. C'est au retrait de l'orifice supérieur qu'est dû le rapprochement des parois cervicales et non à la contraction de leur tissu.

L'orifice supérieur s'est contracté au point de n'avoir que trois centimètres de diamètre au plus; son pourtour forme un bourrelet à large base, ferme et lisse au toucher. Au-dessus du bourrelet, la cavité du corps de l'utérus s'élargit, de même qu'au-dessous. Les parois du corps et du col donnent au toucher une résistance bien différente; les parois du corps sont fermes, celles du col sont molles.

Multipares.

Chez les femmes multipares (toujours immédiatement après l'accouchement), le bord flottant qui rappelle l'orifice inférieur est plus épais. Il forme le plus souvent deux saillies épaisses transversales répondant aux parois antérieures et postérieures du vagin (lèvres du museau de tanche qui n'ont point été effacées par la dilatation de l'orifice). Hors ces lèvres, qui ont un certain degré de fermeté, les parois du col jusqu'à l'orifice supérieur sont molles comme les parois vaginales. Ici, l'orifice supérieur est resté plus largement ouvert que chez les femmes primipares. Le bourrelet qui constitue cet orifice est moins ferme que chez la femme qui n'a gesté qu'une seule fois; voilà les seules différences qu'il m'ait été possible de noter, soit pour la forme, soit pour la consistance des parois de la cavité du col, chez les femmes primipares ou multipares, *immédiatement après l'accouchement.*

État au premier jour chez les femmes primipares.

Vingt-quatre heures après l'accouchement, chez les primipares, l'orifice supérieur est réduit au diamètre de deux ou trois centimètres, quelquefois moins. Il est circulaire, régulier et forme un bourrelet mousse à base.

Le tissu des parois du col n'est pas revenu sur lui-même, c'est-à-dire que l'ampleur de la cavité du col serait encore considérable, si la contraction de l'orifice supérieur n'avait rapproché ces parois en les fronçant, de haut en bas, *à gros plis*. Ces parois sont molles; on sent qu'il serait facile de les étendre par une pression légère du doigt. Du sang, pris en couche mince, enduit ces parois.

L'orifice inférieur est largement ouvert; ses bords sont mous; il est facile de les déprimer; ils forment un pli tombant de plus d'un centimètre le long des parois vaginales; on peut dire que le col utérin, dans son ensemble, a la forme d'une clochette dont les parois seraient ondulées du fond au bord. La hauteur totale du col peut être de quatre à cinq centimètres.

Primipares au deuxième jour.

Deux jours après l'accouchement, la forme et le diamètre de l'orifice supérieur sont à peu de choses près les mêmes.

L'orifice inférieur est plus marqué, ainsi la clochette a moins de diamètre à son embouchure qu'au milieu de sa hauteur; cet orifice est encore assez mince et dépressible.

Les parois de la cavité du col offrent les gros plis de la veille, un peu plus marqués; ces parois sont toujours molles et *dilatables*. Le col semble avoir perdu de sa hauteur.

Primipares au troisième jour.

Au troisième jour, on reconnaît que l'orifice supérieur a diminué de diamètre, il est plus épais de base.

L'orifice inférieur est *bien marqué*. Il est toujours mou et dilatable. Son limbe est ondulé ; les plis des parois du col sont très appréciables , bien qu'un peu plus serrés que la veille. Les parois du col ont acquis une certaine fermeté , cependant le doigt peut encore facilement en effacer les plis.

La longueur du col semble moindre, ce qui doit résulter de ce que le doigt ne parvient plus aussi facilement jusqu'au cercle de l'orifice supérieur, à cause de son resserrement.

Primipares du quatrième au huitième jour.

Du quatrième au huitième jour après l'accouchement, l'orifice inférieur se reforme de plus en plus ; son embouchure prend en même temps de la fermeté et la forme ronde.

Au-dessus de l'orifice inférieur, les parois du col sont molles, elles forment un canal allant en diminuant de largeur de bas en haut ; les plis verticaux peuvent être encore appréciés.

Primipares au dixième jour.

Au dixième jour, l'orifice inférieur admettrait encore facilement le pouce. Les bords sont épais sans être durs. Les plis des parois du col ont disparu.

Dans tout le travail de retrait de la cavité du col, le canal s'est reconstitué de la partie supérieure vers l'inférieure.

Chez les femmes multipares, les choses ne se passent point exactement de la même manière.

Multipares au premier jour.

Au premier jour, chez les femmes multipares, l'orifice supérieur est plus largement ouvert que chez les primipares, et le bord de l'orifice inférieur est plus marqué que chez ces dernières ; au reste, les parois du col sont également larges et molles. L'orifice supérieur est ordinairement occupé par un caillot volumineux qui s'alonge dans le col et jusque dans le vagin.

Multipares au deuxième jour.

Au deuxième jour, l'orifice supérieur est à l'état que

nous avons assigné chez la femme primipare, pour celui du premier jour.

Souvent les bords de l'orifice inférieur, *très volumineux*, sont *renversés en-dehors* comme de grosses lèvres molles.

Les parois du col, plus amples que chez la femme primipare, sont rapprochées à gros plis moins nombreux (quatre à cinq). Ces parois sont molles et dilatables; il en est de même de l'orifice inférieur.

Multipares au troisième jour.

Au troisième jour, tout est dans le même état qu'au second jour; l'orifice supérieur est peut-être moins haut, et son diamètre est sensiblement moins étendu que la veille: on se rappelle qu'il en est de même chez la femme primipare.

Multipares du quatrième au huitième jour.

Pendant les jours suivants, les plis de la cavité du col se forment de plus en plus et se rapprochent, ce qui fait saillir davantage le bord des lèvres qui sont souvent retournées en-dehors; cependant, au sixième jour, il offre encore la largeur que présente cette ouverture au premier jour chez la femme primipare (deux ou trois centimètres).

Chez la femme multipare, le plus souvent, la cavité du col se reforme par le resserrement des parois du col; on se souvient que les choses ne se passent pas ainsi chez les femmes accouchées pour la première fois. Chez ces dernières, le col prend la forme d'un verre à vin de dessert, l'orifice est un peu plus rétréci que le ventre du col, tandis que chez les multipares, c'est plus souvent la forme de clochette à limbe renversé ; le col se resserre d'abord vers son milieu (1). La réduction s'opère alors de haut en bas ; ce sont les lèvres qui se rapprochent en dernier lieu.

Multipares au dixième jour.

Chez ces femmes, l'utérus en masse, est abaissé dans l'excavation pelvienne ; son col est gros, long de trois centimètres ; ses lèvres sont épaisses et inégales le plus ordinairement, ce qui résulte de déchirures récentes, ou de cicatrices anciennes.

L'orifice inférieur est resté assez béant pour permettre facilement l'introduction du pouce. Les parois de la cavité du col, molles, présentent encore des ondulations de haut en bas.

L'orifice supérieur du col a de l'épaisseur ; son diamètre est réduit à moins de deux centimètres ; en somme, la réduction du col utérin, chez les femmes multipares, est beaucoup plus lente que chez les femmes accouchant pour la première fois (2).

Après l'accouchement, le col de l'utérus ne reprend jamais sa forme primitive, et les plis des parois vaginales, qui, chez les femmes qui n'ont point été mères, entourent le col à la moitié de sa hauteur, sont élargis

(1) Instar campanæ. (Rhuisch.)

Le Dr Paterson (Gaz. Méd. 5 octobre 1844, page 643.) avance ce fait qu'il est difficile d'admettre : « Sans les contractions (tranchées aprèt » l'accouchement), le col de l'utérus resterait béant, état qui est le poins » de départ d'une foule de maladies. »

(2) Rhuisch et Steward Duncan ont signalé cette lenteur de retour.

et souvent effacés pour jamais. Chez les femmes qui ont eu beaucoup d'enfants, la portion sous-vaginale du col est plus grosse et plus courte, et les parois du vagin descendent plus près des lèvres; par exception cependant, il est certains sujets privilégiés, dont je parlerai bientôt, chez lesquels, malgré un grand nombre de couches, le col reste encore conique et très saillant.

Il me semble utile de dire quelques mots sur l'état du corps de l'utérus immédiatement après l'accouchement, tant sous le rapport de son état de contraction, que sous celui de sa situation dans l'abdomen.

En général, chez les femmes primipares, ayant un large bassin; quand elles sont jeunes et vigoureuses; quand, pendant le temps de la gestation, le ventre est resté ferme, que l'utérus s'est plutôt relevé directement vers le diaphragme que renversé par dessus le pubis, on voit l'utérus rentrer en grande partie dans le bassin immédiatement après l'expulsion du placenta. La matrice jouit d'une grande énergie; elle expulse, dès les premiers instants, la majeure partie du sang lochial qui l'imprègne. Le vagin, les ligamens larges et généralement toutes les parties annexées à l'utérus et entraînées ou élargies à l'occasion de son développement, ont conservé une tonicité remarquable, une élasticité qui n'a point été vaincue, et qui, pour cette raison, les ramène aussitôt à leur situation naturelle de repos. Chez ces sujets, le placenta séparé de bonne heure, pendant que le fœtus traversait le canal pelvien, est poussé immédiatement après lui dans le vagin, et quelquefois jusqu'à la vulve, par la tonicité de ce dernier canal. En résumé, dans toute la fonction, on remarque une énergie telle, qu'il semble que l'expulsion fœtale soit soumise à l'action d'un ressort doué d'une énorme puissance.

Chez ces mêmes femmes, en portant la main sur l'abdomen, après l'expulsion du placenta, on sent manifestement que l'utérus occupe le centre de l'hypogastre. Son volume n'excède pas celui d'un œuf d'oie; il est solide au toucher, quelquefois sensible à la pression. La hauteur du fond de l'organe ne dépasse pas le corps de la cinquième vertèbre lombaire, bien que la femme soit couchée sur le dos. C'est à peine si le décubitus sur un des côtés fait incliner la tumeur utérine vers la fosse iliaque la plus déclive.

Voici un fait à l'appui de cette observation. La femme B...., 30 ans, est accouchée quatre fois. Elle est grande, fraîche; sa peau est blanche, ses chairs sont élastiques et abondantes. Son ventre porte à peine quelques traces des distensions précédentes. Le premier accouchement a exigé six heures. Les contractions utérines furent remarquablement énergiques et prolongées. Aux accouchements suivants, quel qu'ait été l'empressement que j'aie mis à me rendre près de cette femme, j'ai toujours trouvé le fœtus entre les jambes de sa mère, et le placenta complétement expulsé par l'utérus.

Le 18 novembre 1843, à 2 heures du matin, la femme B.... se lève pour satisfaire un besoin, ce qu'elle fit sans ressentir de douleurs puerpérales. En se remettant au lit, elle éprouva une *sorte d'explosion au dedans d'elle*; ce sont ses paroles. L'œuf venait de se briser. *Une minute* après, elle ressentit une puissante et incessante contraction douloureuse qui ne se suspendit que par la sortie du fœtus. La parturition se fit dans l'espace de dix minutes. L'enfant, frais et vigoureux, pesait quatre kilogrammes et quelques grammes. Les eaux de l'amnios n'étaient pas abondantes, à en juger par l'état du lit.

Les parois du ventre étaient fermes et élastiques, elles permettaient de toucher très facilement le corps de l'utérus qui semblait, pour la hauteur, une matrice développée par une gestation de trois mois. L'organe était ferme ; on pouvait le presser sans causer de douleur, et même en incliner le fond vers l'une ou l'autre fosse iliaque. Les lochies furent à peine apparentes, et de courte durée.

Ce travail, d'une énergie si remarquable ; ce retour instantané de l'utérus dans le bassin, sans constituer un cas rare, fait cependant exception, relativement à la rentrée de l'utérus dans l'excavation, et au dégorgement presque subit des parois utérines.

Dans la majorité des cas, le globe utérin, immédiatement après l'accouchement, ayant le volume du poing si la femme est déjà accouchée, un peu moins de volume si elle est primipare, reste très élevé dans l'abdomen ; le fond de la tumeur dépasse souvent la hauteur de l'ombilic. Le globe utérin est déjeté vers le flanc droit ou le flanc gauche, selon l'attitude inclinée du bassin ; et quand la femme repose exactement sur le dos, la tumeur se porte vers le côté qu'affectait l'utérus pendant la grossesse.

Cette élévation de l'utérus dans l'abdomen dénote un alongement considérable du vagin et des ligaments péritonéaux ; leur tissu, bien que pourvu de quelques fibres musculaires, a perdu de sa résistance naturelle.

Il est facile de concevoir aussi ce qui arrive quant à l'alongement des tuyaux du vagin et de l'urètre, et au dédoublement des ligaments larges, mais il n'est pas aisé de prévoir ce qu'il advient de ligaments postérieurs du col de l'utérus, signalés comme très puissants, par *Sue* et Mme *Boivin*, et que je n'ai jamais bien vus! ou bien, ils ont dû s'alonger vingt fois plus; ou bien, les faibles trousseaux musculaires qu'on a nommés ligaments, n'ont point pour usage de fixer le col de l'utérus au sacrum: il est difficile de leur assigner une fonction.

Les sujets maigres dont les parois ventrales ont été éraillées par de nombreuses grossesses, sont ceux chez lesquels l'utérus reste plus longtemps très élevé et très mobile dans l'abdomen; ce n'est que du huitième au dixième jour après l'accouchement, qu'il paraît être fixé au centre de la région hypogastrique, et rentré en grande partie dans l'excavation.

Ce que je viens de dire relativement à la mobilité et à la situation de l'utérus, est donné comme des prémisses que je rappelerai lorsque j'aurai à parler des moyens d'action sur le globe de l'utérus pour suspendre une hémorragie.

Si, maintenant, je résume les déductions qui me paraissent découler des faits de ce chapitre, je dirai: que les fonctions départies à chacune des deux portions de l'utérus, sont distinctes et dissemblables; elles sont rarement antagonistes, comme on l'a dit. Ainsi au corps de l'utérus, seul, appartient le rôle actif, la force d'expulsion; dans le tissu du col réside une force musculaire de résistance temporaire. Voilà pour l'essence même de l'action. Pour le temps où ces fonctions s'exercent, et pour le mode qui les règle, on retrouve plutôt une alternative qu'une opposition, et quand les fonctions s'exercent simultanément, il n'existe pas d'antagonisme véritable. Ainsi, quand l'énergie des fibres du corps de l'utérus s'accroît par le développement normal des parois, quand les contractions fonctionnelles de ces mêmes parois centuplent leur puissance et tendent à réduire la cavité utérine, le col, pendant ce temps, perd graduellement toute sa puissance comme canal musculaire. Ses fibres distendues et raréfiées, sont vaincues, et n'ont bientôt plus d'autre action, que celle que peuvent avoir les parois du vagin. Le col désormais dilaté, forme un canal placé entre l'utérus *proprement dit*, et le vagin ; participant de la nature de l'un et de l'autre, il a achevé son premier rôle, qui tient de la nature utérine, il a résisté autant qu'il a fallu ; il accomplira le second, qui le rapproche des fonctions du vagin, en constituant un canal qui vient verser le fœtus au milieu du conduit vaginal. Je terminerai ce résumé par l'expression de ce fait qui me semble bien démontré : c'est que le sphincter supérieur, ou orifice supérieur, appartient complétement, et par sa nature, et par son mode d'action, au corps de l'utérus, c'est son embouchure ; et l'orifice inférieur, ou sphincter inférieur, se rapproche plutôt du tissu vaginal, et pour sa constitution et pour quelques-unes de ses fonctions.

CHAPITRE III.

INSERTIONS DU PLACENTA SUR LE COL DE L'UTÉRUS.

Osiander et Stein me paraissent être les premiers physiologistes qui aient tenté d'expliquer l'insertion anormale du placenta sur le col de l'utérus. Ils ont pensé que *le poids de l'ovule fécondé* devait aider à sa progression vers le col, *dans certaines attitudes prises par la femme immédiatement après la conception* (1).

Ces auteurs, dit M. le professeur Velpeau (1er vol., pages 290-291) n'ont tenu aucun compte de la présence constante, dans la cavité utérine, de l'ampoule anhiste qui lui fait obstacle. « Or si l'adhérence » de cette ampoule est la même dans toute son » étendue, la vésicule suit sa direction primitive, » glisse le long du fond de la matrice qui, à l'aide » de la caduque, semble prolonger le canal.... Si » l'adhérence est plus forte en haut qu'en bas, on

(1) M. le professeur Bischoff accepte cette explication; il dit, page 157 : « La cause physiologique de cette aberration dans la situation du pla- » centa me paraît tenir à une anomalie dans le développement de la ca- » duque, au moment où l'œuf abandonne la trompe. N'étant point alors » fixé de suite à cette région, il peut, en raison de sa petitesse, devenir » errant dans la cavité utérine et obéir aux lois de la pesanteur, jusqu'à » ce qu'il atteigne la partie la plus déclive du viscère, avec laquelle il » contracte union. »

(*Encyclopédie anatomique.*)

» conçoit que l'ovule puisse atteindre plus ou moins » près du col... »

Cette hypothèse, dit l'auteur, est confirmée par l'observation directe sur trente-quatre femmes mortes enceintes. L'examen a fait voir que vingt fois le centre du placenta devait correspondre à l'orifice....

M. le professeur Moreau revendique cette explication; il disait, avant M. Velpeau, que le peu de consistance plastique de la membrame caduque, que son peu d'adhérence à la paroi utérine, sont les seules causes prédisposantes à l'accident. (Tome 1er page 330).

M. Moreau suppose, en outre, dans les trompes, une force d'impulsion qu'il dit être grande; et si, à ces causes, se joint encore une circonstance fortuite, telle qu'une commotion morale vive, un ébranlement physique, etc., l'ovule, au lieu de soulever la caduque, glisse de haut en bas, jusqu'à ce qu'il soit arrivé sur l'orifice interne du col. « Si le col est exactement » fermé, ou seulement oblitéré par le *glutten pelluci-* » *dum* de Hunter, l'ovule se greffera sur cet orifice » comme il l'aurait fait sur toute autre partie de l'or- » gane, circonstance qui donnera une insertion du » placenta sur le col. Enfin si le col est béant, ou si le » glutten n'est pas assez considérable pour arrêter l'o- » vule, celui-ci continuera sa marche, traversera le » col, et sera bientôt expulsé, ce qui constituera un » *effluxus*, ou *effluxion*, accident que nous avons eu » occasion d'observer plusieurs fois, qui nous paraît » plus fréquent qu'on ne le pense généralement, et » duquel nous n'avons trouvé jusqu'à ce jour, aucune » explication satisfaisante. »

Les choses se passent-elles exactement, comme le

supposent les deux savants professeurs dont je viens de donner la théorie. Leurs hypothèses ont-elles plus de poids que celles de leurs dévanciers? On peut en douter. La théorie de M. Velpeau est iusuffisante, et ce que M. Moreau y ajoute n'est rien moins que démontré. M. Velpeau repousse l'influence du poids, comme capable d'amener l'œuf sur l'orifice, mais il n'indique aucune cause suffisante pour le *pousser* vers le point où les *adhérences de la caduque sont moins intimes*. Il signale, peut-être, une circonstance qui prédispose à la mauvaise direction de l'œuf, mais ne peut pas l'effectuer.

M. Moreau tranche la difficulté; il suppose une force d'impulsion considérable dans la trompe, qui chasserait l'œuf vers l'orifice du col. Le simple raisonnement fait repousser cette hypothèse, car, lors-même que les trompes seraient douées de toute l'action qu'il leur attribue, l'œuf cesserait d'être soumis à cette force, tout aussitôt après sa sortie de l'embouchure du canal tubaire. L'œuf arrivé dans la pulpe de la caduque, ou sur la surface poisseuse, tomenteuse, non glissante de la poche anhiste (en supposant sa préexistance), y resterait en place, si nulle autre cause ne le précipitait vers l'angle inférieur de l'utérus.

M. Moreau dit, très explicitement, que la matière plastique utérine, a, dans certains cas, moins de consistance; qu'elle est plus fluide. Je suis convaincu du même fait. Comme lui, j'admets le passage de l'œuf au travers de la cavité utérine et son rejet jusqu'au dehors. Je me crois autorisé à dire plus encore, (bien que jusqu'à présent, je n'aie point assez de faits pour le prouver), je suis convaincu qu'il en est ainsi de l'œuf, *non fécondé*, à chacune des époques menstruelles.

Voici, maintenant, la théorie qui me paraît la plus vraisemblable pour rendre raison des insertions anormales du placenta.

J'ai dit ailleurs (1) et j'ai prouvé, que chaque époque menstruelle était la conséquence du *développement*, de la *séparation*, et de *l'écoulement* d'un œuf provenant de la vésicule de Degraaf. Cet œuf, portant un germe vivant et *non fécondé*, est saisi par la trompe, et presque toujours conduit par elle jusque dans la cavité de l'utérus. Cet œuf est entraîné vers l'angle inférieur de cette cavité, par le sang des règles si ce sang flue encore, ou bien avec le fluide muqueux, blanchâtre, qui succède à l'exsudation menstruelle (2).

J'admets en outre, et je ne ne suis pas le seul, sans compter M. le docteur Pouchet, de Rouen, que la fécondation de l'œuf peut avoir lieu à tous les points du long canal éducateur qu'il parcourt; partout enfin où la semence le rencontrera *vivant*, fût-ce même dans sa capsule, à l'ovaire, quoiqu'en dise le physiologiste précité (Théorie de la fécondation, page 11, X[e] loi *fondamentale*), si quelque obstacle l'y a retenu (3). Je

(1) (*Recherches sur les ovaires humains.*) J'ai démontré dans cet ouvrage la subordination de l'utérus dans la fonction de la menstruation; c'est à cette publication, dont on ne conteste pas l'exactitude, qu'est dû l'élan donné à la science sur ce point de physiologie.

(2) Il est probable que le liquide de la vésicule ovarique, est destiné à favoriser le passage de l'œuf dans la trompe, de même que l'eau de l'amnios aide au passage du fœtus au travers du canal utéro-vaginal. Le liquide vésiculaire entraînerait l'œuf jusqu'au vagin, lors même que le flux menstruel n'existerait plus.

(3) Ces gestations ne menacent pas la vie de la femme; elles entravent les fonctions ovariques et causent la stérilité. J'ai fait voir, à M. le

crois, enfin, que dans les cas d'insertion du placenta sur l'orifice interne de l'utérus, l'œuf, lorsqu'il a été fécondé, *était déjà parvenu jusqu'à ce point* où sa nouvelle vie l'a fixé.

En acceptant les conséquences de ces hypothèses, on doit admettre que la membrane caduque, ou plutôt la matière pulpeuse qui en forme la base, précédera l'arrivée de l'œuf, dans tous les cas normaux, et le tiendra confiné vers le fond de l'utérus; et, qu'au contraire, dans les cas de fixations anormales au voisinage, ou même sur l'orifice supérieur du col, ce sera l'œuf, *non encore fécondé*, qui aura précédé l'arrivée de la semence, et celle de la formation de la matière plastique caduque. Alors il est facile de concevoir le passage de l'œuf au travers de la cavité du corps de l'utérus. Lorsque cette cavité est libre, il glissera, comme le dit le professeur Bischoff, le long de la pa-

professeur Coste, et je conserve, deux exemples de grossesse ovarienne vésiculaire, deuxième variété.

« Il existe deux variétés de gestations ovariques; dans les unes, le *pédi-» cule* de l'*œuf* s'est brisé, et ce dernier, *séparé entièrement* de la vési-» cule, se greffe dans cette loge dont les *lambeaux l'ont retenu*. L'em-» bryon se développe dans ce lieu, tant que l'extensibilité des enveloppes » le permet. Le nouvel être possède un centre de vie et des organes com-» posés. Ces gestations peuvent se prolonger jusqu'au terme normal, » dit-on. Elles entraînent, le plus souvent, la mort de la mère.

» Dans la deuxième variété des gestations ovariques, l'œuf n'a pas été » séparé. Il a été fécondé, après *la rupture de la vésicule, lié encore par » son pédicule*. Le germe, vivifié, ne peut se greffer enveloppé qu'il est » par les membranes qui constituent son lien. *Sa vie propre* s'éteint » bientôt. On ne trouve pas sur ces produits d'organes centraux; les » parties fœtales consistent en des portions de tissus simples (la peau, » le plus ordinairement les poils et parties cornées qu'elle produit). Ces » parties vivent, quelque temps, par le pédicule qui leur transmet la » vie. »

Extrait du Cours d'accouchements. École d'Angers, 1830.

roi latérale, sorte de gouttière, avec les liquides qui l'entraînent de la vésicule, et avec ceux qu'excrète l'utérus. Si c'est vers la portion inférieure du corps de la matrice que s'est effectué le contact séminal, alors la greffe anormale *déjà*, donnera naissance à une insertion *cervico partielle*, c'est-à-dire, que le corps vasculaire pourra, dans la suite, étendre ses racines jusqu'à l'orifice supérieur et même pénétrer au-delà, dans la cavité même du col. (Je crois en avoir des exemples). Si, au contraire, l'œuf avant son imprégnation était arrivé à un point plus rapproché de l'angle inférieur de la cavité du corps de l'utérus, cas plus rare, l'œuf venant alors à se fixer, répandra ses radicules placentaires sur tous les points de la circonférence de l'orifice supérieur et *dans le bouchon* cervical de la caduque; cette fois, le placenta sera greffé, comme on le dit, centre pour centre, sur l'orifice supérieur.

Dans les cas d'insertions *partielles* du placenta sur l'orifice supérieur du col, il n'est pas rare de rencontrer les adhérences du gâteau s'étendant au-dessous de l'orifice supérieur, et envahissant tout le calibre de la portion supérieure du col (1). Tâchons d'expliquer la

(1) Madame Lachapelle cite plusieurs autopsies qui rendent ce fait certain; ainsi elle dit, entr'autres (2e vol. page 439): « L'utérus mou, flasque, extensible, offrait, au pourtour de son col, et jusqu'au voisinage de l'orifice externe, mais surtout à droite et en arrière, des saillies mamelonnées dues à de petits caillots qui remplissaient les orifices des sinus utérins, sinus fort développés dans toutes les régions qui avaient évidemment été le siége de l'adhésion du placenta. »

Page 437. --- « Dans le col de l'utérus se voyaient des traces de l'insertion du placenta, prolongées en arrière, et caractérisées par l'ecchymose des surfaces et le développement des sinus utérins; »

J'ai remarqué, que presque tous les placentas greffés sur le col, affectaient la forme en raquette. Il est vraisemblable que cette conformation se lie au fait de l'insertion vicieuse.

manière dont le placenta a pu s'étendre aussi bas : ce sera rendre raison, je crois, de la présence d'une portion flottante, assez considérable quelquefois, de la circonférence du placenta, au travers de l'orifice inférieur, avant même qu'il soit parvenu à moitié de sa dilatation complète.

Pour concevoir la présence du placenta greffé, véritablement, au-dessous de l'orifice supérieur, au pourtour du canal, il est nécessaire d'admettre que le bouchon cervical s'est trouvé compris dans la sphère d'activité du placenta et a été organisé en partie.

On sait que dans certains cas d'insertions cervico-placentaires, le décollement et l'hémorragie ont lieu de très bonne heure, dès le cinquième ou le sixième mois (je cite un fait semblable) ; et que, dans d'autres cas qui sont plus fréquents, la grossesse parvient jusqu'à son terme avant la manifestation de l'hémorragie. Il est vraisemblable que cette différence remarquable, quant à l'époque de l'accident, dépend de différences dans le mode d'attache du placenta sur le col (1). Ces accidents n'ont aucune parité, quant à leur gravité, comme on le sait.

Je hasarderai les hypothèses suivantes, dans le but d'expliquer les hémorragies hâtives et celles qui n'apparaissent qu'à l'époque du travail, bien que dans l'un et l'autre cas, le placenta soit vicieusement inséré sur le col.

Si l'insertion s'est opérée très près, ou même au pourtour de l'orifice supérieur qui, dans les premiers mois de la gestation, est toujours très resserré et ob-

(1) Opinion appuyée des faits cités par madame Lachapelle.

turé par une matière épaisse organisable, les relations placentaires s'établiront sur une très grande partie de la circonférence de l'orifice supérieur. Ce sont là les cas, dans lesquels l'hémorragie se manifestera de bonne heure, car elle sera le résultat de la dilatation de l'angle inférieur de la cavité du corps de l'utérus, qui commence vers la fin du cinquième mois (1); et la cause directe du décollement, proviendra de ce que l'accroissement du placenta n'est plus en rapport avec l'écartement rapide des parois qui lui servent d'assiette.

Si, au contraire, la greffe du placenta s'est opérée moins bas, c'est-à-dire, moins près de l'orifice supérieur; si, lorsque la circonférence du placenta, qui s'accroît rapidement encore vers le milieu de la grossesse, cette circonférence parvient au voisinage de l'orifice supérieur, quand il est déjà dilaté par l'œuf, les radicules descendront dans la pulpe qui occupe la partie supérieure du col, et se grefferont sur les parois de cette cavité, dont ils pourront même envahir tout le calibre en organisant la masse entière du bouchon. Si, maintenant, les relations du placenta avec l'orifice supérieur ne sont pas considérables, rien ne s'opposera, de la part du placenta, à ce que la grossesse ne puisse se continuer, sans hémorragies, jusqu'à son terme normal, enfin, jusqu'à la distention *forcée* des parois du col, par le travail de l'accouchement, puisque la dilatation de l'orifice supérieur n'aura point été entravée.

Les conséquences de ces hypothèses, qui ont de la

(1) Burns. — (Page 127.)

vraisemblance, conduiraient à ne pas admettre que de véritables insertions centrales pussent se continuer jusqu'aux derniers jours de la gestation ; on aurait appelé de ce nom, une extension considérable du placenta sur les parois mêmes du col. Pour croire à la réalité d'une insertion centre pour centre, avec relations normales du placenta au pourtour de l'orifice supérieur et continuation de la grossesse jusqu'à son terme, il faudrait admettre que les cotylédons du placenta eussent été écartés pour suffire à l'ampliation de cet orifice, sans que les vaisseaux utéro-placentaires fussent déchirés, ce qui est peu probable. On sait que l'accroissement du placenta est moins marqué pendant le dernier tiers de la gestation, et que c'est à cette époque, surtout, que s'opère une dilatation rapide de la portion inférieure de l'utérus.

Deuxième Partie.

Je vais rapporter un certain nombre de faits graves, choisis parmi ceux qui, en outre de la perte sanguine, point de vue spécial de ce mémoire, offrent quelques circonstances remarquables, soit sous le rapport pathologique, soit relativement au traitement mis en pratique.

J'ai fait deux groupes de ces faits, comme deux termes d'une comparaison tendant à prouver que la gravité des hémorragies utérines est aussi essentiellement différente que le sont leurs sources dans l'organe.

Le premier groupe est composé des pertes sanguines provenant des parois du corps de l'utérus, particulièrement de son fond, sur lequel le placenta avait été normalement inséré. Le second groupe est formé des hémorragies provenant de la portion inférieure du corps de l'utérus et de la *surface intérieure de la cavité du col*, sur lesquels le placenta avait été greffé.

Je m'efforcerai de distinguer les caractères propres à chacune de ces séries. Dans les cas funestes, je signalerai les circonstances, soit inhérentes, soit étrangères au sujet, qui auront pu influer sur la terminaison fatale.

Première Série.

CHAPITRE PREMIER.

INSERTIONS NORMALES DU PLACENTA AU FOND DE L'UTÉRUS ; HÉMORRAGIES CAUSÉES PAR LE DÉCOLLEMENT DU PLACENTA.

PREMIER FAIT.

Insertion normale du placenta ; hémorragie pendant la gestation, causée par la séparation du placenta.

La femme B......, 30 ans, troisième grossesse, dont le début remonte aux premiers jours du mois de janvier 1836.

Les premiers signes rationnels de cette grossesse furent ordinaires.

Vers la fin du sixième mois, la femme B... ressentit de vives douleurs dans les lombes, et bientôt après, il s'écoula beaucoup de sang par la vulve. On ne put assigner aucune cause à cette hémorrhagie qui perdit peu de son abondance pendant les six premiers jours.

On crut nécessaire d'employer le tampon, qui resta en place l'espace de dix heures. Ce moyen diminua très sensiblement la perte, mais ne la suspendit pas entièrement. Le sang continua de couler pendant *cinquante-cinq jours* sans interruption, de façon à tacher chaque jour les garnitures de la largeur de la main. Ce sang était d'un rouge noirâtre non mêlé d'aucune autre matière.

Le 3 septembre, à la suite d'une promenade, le sang coula plus abondamment, et, quelques heures plus tard, l'œuf fut chassé de l'utérus. Il était entier. Son volume ne dépassait pas douze centimètres. Les deux tiers du placenta offraient des traces d'une vie récente, l'autre tiers était mollasse, noirâtre, *réduit*; il n'exhalait aucune mauvaise odeur.

Le chorion manquait sur une grande portion de l'œuf qui renfermait environ cent vingt grammes d'un liquide séro-sanguinolent, au travers duquel on voyait le fœtus. Ce dernier, du sexe féminin, avait neuf centimètres de longueur ; il était macéré et durci comme un morceau de cuir ; le liquide qui l'environnait n'avait aucune odeur putride.

La perte sanguine, qui venait de se renouveler très abondante, *cessa presque subitement*, après l'expulsion de l'œuf. L'affaiblissement qui résulta de cette hémorragie considérable fut promptement effacé.

Réflexions.

Dans ce fait, le sang coula régulièrement, sans douleurs intermittentes, sans augmentation, jusqu'au dernier accident ; il était noirâtre. Ces signes suffirent pour faire admettre que le sang provenait du fond de l'utérus et d'un décollement du placenta. Plus tard, ce jugement fut confirmé par la cessation subite de l'hémorragie après l'expulsion de l'œuf, et par l'état du placenta.

Il en eût été autrement si cet organe eût avoisiné l'orifice supérieur; le sang eût été plus rouge; l'écoulement eût été irrégulier et n'eût pas discontinué subitement après l'expulsion de l'œuf avorté.

DEUXIÈME FAIT.

Insertion normale du placenta, hémorragie avant la parturition au terme naturel (*mai* 1835).

Femme R......, 36 ans, tempérament lymphatico-sanguin; chairs empâtées, comme scrofuleuses; troisième grossesse parvenue sans accidents à son terme.

A midi, très vive et subite contrariété suivie instantanément d'exaltation morale avec léger délire; chaleur générale de la peau, surtout à la tête.

Le même jour, à dix heures du soir, sans préludes locaux, le sang coula par la vulve (150 grammes environ dans l'espace d'une heure). Le toucher fit reconnaître une dilatation de l'orifice utérin, portée à trois centimètres. Les membranes de l'œuf étaient fort épaisses, *tomenteuses*, *granulées*, au point de simuler le placenta. Il n'y eut pas de méprise.

Pendant la nuit, le sang coula avec quelque abondance. La tête était restée chaude.

Je pratiquai une saignée du bras de 400 grammes, qui fit cesser la céphalalgie, mais ne fit pas disparaître une oppression qui fatiguait la malade.

L'hémorragie se renouvela pendant la journée du lendemain. Dans la soirée, le travail puerpéral prit de l'intensité et l'accouchement s'effectua à trois heures du matin (position occipito-antérieure gauche).

L'hémorragie *cessa aussitôt après l'extraction du placenta.* Quelques compresses froides furent placées sur l'hypogastre.

Les membranes de l'œuf, à sa pointe, étaient, comme je l'ai dit, *tomenteuses*, *épaisses*, *vascularisées*. Ce tomentum existait tout au pourtour de la déchirure de l'œuf par laquelle l'enfant avait passé. Près de la moitié de la surface utérine du placenta était enduite d'un caillot sanguin, mince, noirâtre, fort adhérent.

Résumé et Réflexions.

1° Séparation du placenta par cause morale, ce qui n'est pas très rare ; 2° membranes de la pointe de l'œuf très épaisses, simulant le placenta (état dont il est utile de se souvenir).

La conviction que l'écoulement du sang provenait des parois du corps de l'utérus se basa, particulièrement, sur ce que l'hémorragie ne *s'augmenta pas par la dilatation du col.* Son écoulement modéré, régulier, et l'énergie suffisante du travail, éloignèrent la pensée du tampon.

TROISIÈME FAIT.

Insertion normale du placenta ; sa séparation complète avant la parturition ; hémorragie considérable (1836).

Femme B......, 31 ans, primipare à terme. Evacuation prématurée des eaux ; travail puerpéral spontané et normal.

Du sang d'abord fluide, puis bientôt pris en caillots, précéda le passage de la tête.

Lorsque la tête fut dégagée, je reconnus que le cordon entourait le cou d'un double tour; je le coupai. A ce moment, il s'échappa de l'utérus plusieurs très gros caillots de sang noir. Il en sortit *encore* et en plus grand nombre, après l'entière expulsion du fœtus.

La malade se sentit alors excessivement affaiblie. Le placenta, déjà décollé complétement avant la parturition, *coula* avec les derniers caillots. Il était enduit sur les deux faces d'un mince caillot adhérent.

L'utérus se contracta avec énergie et la perte sanguine fut subitement arrêtée. Les suites de cette couche n'ont rien offert de remarquable.

Le cordon ombilical n'avait que quarante-quatre centimètres de longueur.

L'enfant, qui vint au monde dans l'état apoplectique, offrit cette singularité : quoique lavé avec exactitude, il offrit de nombreuses taches d'un bleu foncé sur plusieurs parties, aux lèvres, sur les paupières, à la poitrine, aux fesses et à la partie postérieure de la cuisse droite. Les taches les plus larges avaient trois centimètres. Une pression soutenue les décolorait promptement. Toutes avaient disparu, trois jours après la naissance, sans aucuns soins.

Réflexions.

La brièveté du cordon et son enroulement sur le cou furent la cause du décollement placentaire. Ce dernier dut commencer aussitôt l'abaissement de la tête dans l'excavation, et s'augmenter en raison directe de la progression du fœtus.

La perte fut considérable; cependant, pour expliquer

l'extrême faiblesse qu'éprouva la malade, on doit aussi tenir compte de la déplétion assez prompte du ventre.

Le travail d'expulsion et la contraction subséquente du tissu utérin, ne furent point suspendus par la perte abondante du sang. L'hémorragie, dans ce cas, diminuait à mesure que le corps de l'organe se vidait. L'évacuation prématurée des eaux fut une circonstance favorable. Les taches violettes de la peau peuvent être attribuées aux troubles de la circulation produits par la compression du cordon.

QUATRIÈME FAIT.

Insertion placentaire normale, étroitesse pelvienne; hémorragie pendant le travail; crâniotomie (1).

Mme E......, 31 ans, très petite, nerveuse, sanguine. Réduction, de deux centimètres, au détroit supérieur sur le diamètre sacro-pubien, inclinaison du bassin en avant.

Mme E...... est accouchée quatre fois. Deux accouchements ont eu lieu spontanément; ils produisirent chacun une fille d'un très petit volume; les deux autres parturitions furent aidées avec le forceps.

A la cinquième parturition, l'œuf se rompit prématurément dès les premières contractions utérines. La dilatation de l'orifice était complète six heures après. La tête du fœtus se présentait obliquement, l'oreille droite en bas; la tête fut redressée. Mais quelle que fût l'énergie des contractions, elle ne descendit pas dans

(1) Cette observation fait partie d'un mémoire sur la crâniotomie, présenté à l'Académie royale de médecine au mois de mars 1843.

l'excavation. Le placenta fut décollé en grande partie par les efforts du sac utérin, et le sang coula au-dehors avec abondance, moitié liquide, moitié pris en caillots.

La tête du fœtus faisant bouchon, et les contractions se continuant avec énergie, je pensai qu'il fallait attendre ; une des principales raisons de ma sécurité provenait de ce que l'insertion du placenta était normale.

Six heures après, les contractions ayant beaucoup perdu de leur intensité, on fit prendre un gramme vingt-cinq centigrammes de seigle ergoté, dans le but d'abaisser un peu la tête pour la rendre plus accessible au forceps. Le seigle rappela des contractions plus fortes ; elles n'abaissèrent pas la tête et firent couler le sang avec plus d'abondance.

Je tentai vainement l'emploi du forceps, M. le docteur O.... ne fut pas plus heureux. Le sang alors coulait avec vitesse. Il fut décidé que je tenterais la version; ce que j'opérai jusqu'à la tête exclusivement, avec les plus grandes difficultés et beaucoup de temps. Le fœtus ne vivait plus.

Il s'échappa, pendant la version, plusieurs caillots considérables de sang noir, et bientôt après du sang fluide coula par la vulve. La malade se plaignit de bourdonnements d'oreilles, sa vue se troubla. Je pratiquai la crâniotomie et l'extraction du fœtus, en insérant le crochet dans *l'intérieur* du crâne. Cette dernière opération fut facile et prompte.

Le placenta était entièrement décollé, et sans doute depuis plusieurs heures. Il fut extrait en même temps que beaucoup de sang coagulé. Quelques frictions hypogastriques et des aspersions froides suffirent pour assurer la contraction permanente de l'utérus. Les suites de couches furent exemptes d'accidents ; la malade se rétablit promptement. Devenue grosse une sixième fois, elle fut accouchée avec le forceps. Les eaux de l'amnios ne s'étaient pas écoulées prématurément cette fois. L'enfant succomba pendant l'opération. Je n'assistai pas à l'accouchement.

Réflexions.

L'évacuation prématurée des eaux de l'amnios dut influer sur la présentation vicieuse de la tête. Les efforts de contraction séparèrent le placenta, et dès lors commença l'hémorragie, qui menaça réellement la vie de la malade.

Il est à remarquer que bien que la séparation du placenta fût presque entière, l'hémorragie ne devint grave qu'à la longue ; le sang se prenait en caillots qui étaient soutenus par le fœtus, et quoique ce dernier maintînt l'utérus dilaté, cependant ses parois s'étaient déjà froncées de manière à fermer en grande partie le calibre des sinus utérins. Il n'en eût pas été de même dans un cas d'implantation du placenta sur l'orifice et la portion supérieure du col, ces deux parties de l'utérus ne se contractant pas avec célérité, l'hémorragie eût été mortelle en raison du temps qui fut perdu, dans l'espoir de voir la tête pénétrer dans l'excavation.

CINQUIÈME FAIT.

Placenta inséré normalement; accouchement trop rapide ; hémorragie latente après la parturition.

Mme Ern. D...., 19 ans, frêle, sanguine, nerveuse, primipare, supporta bien les fatigues de sa grossesse.

Au sixième mois de la gestation, congestion cérébrale avec cécité instantanée et complète qui dura une ou deux minutes. Saignée du bras. Le même accident se renouvela au huitième mois et céda, comme la première fois, à une émission sanguine.

Quelques jours plus tard, douleur sciatique à droite; quelques bains remédièrent à cet accident.

Le travail puerpéral commença le 24 janvier 1834; il n'exigea que quatre heures, bien que les contractions fussent d'une médiocre énergie et peu nombreuses.

L'utérus se contracta. Le placenta détaché fut amené par de simples tractions.

Une heure après l'accouchement, la malade éprouva les symptômes d'une perte interne. J'eus besoin de *forcer* l'orifice supérieur presque *occlus*; je vidai l'utérus d'un énorme caillot, et laissai ma main dans l'organe jusqu'à ce que je la sentisse repoussée par la contraction. L'hypogastre fut frictionné et aspergé d'eau froide.

Quoique l'utérus fût constamment sollicité par des frictions sur l'abdomen, l'accident se renouvela cependant une heure après la première perte. Cette seconde hémorragie fut moins considérable que la première. Cette fois encore, je dus *forcer* l'orifice supérieur. La perte ne se renouvela plus. Ces deux hémorragies réduisirent la malade à un tel état de faiblesse, qu'elle en ressentit les conséquences pendant plus d'une année.

Réflexions.

L'utérus se vida rapidement sous la seule influence de la contraction fonctionnelle, sans qu'un retrait suffisant l'ait accompagnée. La contraction spasmodique venant à cesser dans le tissu du corps de l'organe pendant que le sphincter continuait à être contracté, il en résulta une rétention du sang dans la cavité du corps de l'utérus, qui se laissa distendre. L'état de spasme de l'orifice supérieur et la fermeté du corps de la matrice, après chaque extraction des caillots, me firent m'abstenir du tampon.

Quant aux craintes que devait inspirer la perte de sang, elles ne furent jamais très grandes, parce que le sang *provenait des parois du corps de l'utérus;* l'état de contraction de l'orifice supérieur indiquait une énergie qui devait rassurer.

SIXIÈME FAIT.

Distension exagérée de l'utérus par les eaux amniotiques; travail puerpéral languissant; seigle ergoté. Hémorragie pendant et après l'accouchement. Placenta inséré au fond de l'utérus.

Mme M..., 43 ans, septième grossesse, parvenue sans accidents à son terme. Ventre énormément distendu. Douleurs de fatigue, ressenties depuis un mois, entre le nombril et le pubis.

Le travail puerpéral commença le 3 mai 1826, à une heure du matin. Les contractions furent d'abord énergiques et rapprochées; la tête du fœtus, enveloppée des membranes, plongea jusque sur le périnée. Alors les douleurs cessèrent complétement. Après une heure d'attente vaine, j'administrai un gramme cinquante centigrammes de seigle ergoté en substance. (J'expérimentais alors ce médicament.) Huit minutes après l'ingestion, la face devint rouge; la malade se plaignit de chaleur et de malaise général. Elle ressentit plusieurs mouvements brusques de son enfant, et les contractions expulsives commencèrent aussitôt. Je déchirai les membranes (1). La parturition était achevée vingt-trois minutes après la prise de l'ergot. L'enfant mâle pesait six kilogrammes ; il était bien vivant. (Etat apoplectique; saignée par le cordon.)

L'expulsion de l'enfant fut accompagnée et suivie d'une perte sanguine considérable, qui exigea l'extraction prompte du placenta. Après cela, l'utérus me parut suffisamment revenu sur lui-même, quoiqu'il restât encore gros.

J'établis sur le ventre, au moyen d'une sangle de quatre doigts de largeur, une compression exacte et forte; l'utérus était particulièrement comprimé, au moyen d'une compresse graduée placée au-dessus du pubis. La perte ne se renouvela pas.

La malade resta plusieurs heures dans un état de demi-évanouissement, dû autant à la déplétion rapide du ventre qu'à la perte sanguine, qui fut considérable. Je me souvins que Mme M....... avait éprouvé des hémorragies à chacun de ses accouchements.

Réflexions.

Dans ce cas, on devait s'attendre à une hémorragie, et pour cette raison surtout, perforer l'œuf de très bonne heure. L'étude des effets du seigle, qui fut heureusement employé, avait absorbé toute l'attention. La compression directe du corps de l'utérus fut sans doute très utile.

(1) Les eaux étaient extrêmement abondantes.

SEPTIÈME FAIT.

Insertion normale du placenta; accouchement spontané; hémorragie latente grave, après la délivrance; deuxième hémorragie provoquée par la succion du mamelon, onze jours après la parturition.

Mme G...., 24 ans, de très grande taille, ayant peu d'énergie morale et physique, devint grosse en 1833. Cette dame, pendant les trois premiers mois de la gestation, ressentit une tension fort incommode, qu'elle rapportait au centre du bassin. Au cinquième mois, cette sensation devint douloureuse et fit naître de l'inquiétude. La malade ne permit pas le toucher. Une saignée donna quelque soulagement et fit cesser un assoupissement journalier.

Je vis la malade pour la première fois au huitième mois de sa grossesse. A ce moment, la sensation douloureuse dans le bassin était revenue plus forte que jamais. Je crus devoir en rapporter le siége vers les ligaments larges tiraillés. La constipation était habituelle. Je ne pus obtenir le toucher vaginal, pas même le palper de l'abdomen. Je pratiquai une saignée, prescrivis la situation horizontale. Ces moyens rendirent la situation meilleure.

L'accouchement eut lieu le 7 mars; il fut prompt et exempt d'accidents. Le placenta fut *expulsé* jusque dans le vagin et extrait sans peine.

De gros caillots de sang suivirent la sortie de l'arrière-faix; l'utérus se contracta bien. Quelque temps après (vingt minutes), la malade se plaignit de faiblesses, de tintements d'oreilles. L'utérus s'était laissé distendre par du sang. J'introduisis la main dans l'organe et remarquai le resserrement de l'orifice supérieur. Les caillots furent extraits, et la main laissée dans le col et au-delà, jusqu'à la contraction suffisante du fond de l'organe.

La malade, bien qu'affaiblie, voulut allaiter, ce qu'elle fit dès le lendemain de son accouchement. Le quatrième jour, les seins se gonflèrent, l'enfant put obtenir du lait trois fois dans ce jour. La succion des mamelons développa à chaque fois de véritables douleurs à l'hypogastre ; les lochies étaient sensiblement augmentées pendant la lactation.

L'allaitement, pendant les jours suivants, ne fut permis que deux fois par vingt-quatre heures, tant à cause des douleurs utérines que pour l'état de faiblesse générale. A chaque succion, les douleurs se renouvelèrent avec une sensation de gonflement dans tout le bassin.

Le onzième jour, *pendant que l'enfant tétait*, il se manifesta tout à coup une hémorragie utérine *considérable*, vu l'état de faiblesse de la malade; la perte de sang fut estimée à cinq cent soixante grammes. Un long évanouissement suivit cet accident, qui ne fut combattu que par des aspersions froides sur l'hypogastre.

La convalescence fut longue et difficile. La malade souffrit longtemps d'une céphalalgie rebelle qui la privait de tout sommeil; elle craignait même cet état de repos, car il était accompagné de rêves affreux et bientôt d'un réveil en sursaut; le pouls resta longtemps d'une grande rapidité.

Réflexions.

Ce fait, en outre de l'hémorragie puerpérale pour

laquelle je l'ai rapporté, offre deux circonstances remarquables. La première est la douleur utérine affectant le segment inférieur de l'organe, douleur que j'attribue à la compression des parois de la matrice dans l'excavation. Je m'attachai à cette idée, après avoir constaté les très grandes dimensions du bassin; cette largeur influa plus tard sur la promptitude du travail et sur l'hémorragie.

La seconde circonstance est le fait d'irritation sympathique simultanée de l'utérus et sans doute des ovaires, à l'occasion de la succion des mamelons. On a signalé bien des fois de ces corrélations génitales dans de telles circonstances, mais pas, que je sache, d'une manière aussi patente.

Je supposai que la perte sanguine était devenue une véritable hémorragie sous l'influence d'un retour de la fonction ovarique, hâtée par l'agacement du mamelon. Jusqu'à la rupture d'une vésicule ovarienne, les titillations des seins n'avaient produit que des contractions utérines et le dégorgement plus marqué des parois, mais ce fut une véritable hémorragie, quand la fonction de l'ovaire vint congestionner un organe mou, dont les vaisseaux étaient presque béants encore. Il serait difficile d'expliquer autrement un accident semblable, onze jours après la parturition, quand à cette époque le sang lochial est presque complétement expulsé du tissu de l'utérus.

Le fait qui va suivre corroborera les explications, *hypothétiques sans doute*, que je viens d'émettre, mais qui sont d'une grande vraisemblance.

HUITIÈME FAIT.

Hémorragie utérine causée par l'allaitement, un mois après l'accouchement.

La femme B..., 32 ans, chairs molles et étiolées, était accouchée heureusement, pour la quatrième fois, le 20 février 1841; son accouchement n'avait offert de remarquable qu'une perte de sang assez forte au moment de la délivrance.

Un mois après, pendant qu'elle donnait à téter, fonction qui *l'agaçait toujours beaucoup*, dit-elle, la malade fut prise d'une hémorragie *violente*, pour laquelle je fus *obligé de tamponner exactement* le vagin.

Le même accident se renouvela, en apparence sous l'influence de la même cause, douze jours plus tard. La pauvre femme fut tellement affaiblie de ces pertes de sang, que non-seulement elle ne put continuer son allaitement, mais encore qu'elle ne reprit ses forces que plusieurs mois après.

Réflexions.

Je crois encore reconnaître dans ce fait une influence immédiate de la fonction ovarique sur la première des hémorragies utérines; aucune autre cause, sévèrement examinée, n'en peut rendre raison. Quant à la deuxième perte, qui fut peu considérable, elle serait le résultat d'un dégorgement utérin sollicité sympathiquement par les agacements des mamelons, l'organe étant resté congestionné par du sang appauvri et d'une grande fluidité.

NEUVIÈME FAIT.

Affection organique du cœur. Adhérences placentaires au corps de l'utérus; *hémorragie avant, pendant et après la décortication; métro-péritonite; mort.*

Mme D....., de Blaison, 36 ans, primipare, atteinte depuis plusieurs années d'hypertrophie des cavités droites du cœur, d'infiltration séreuse presque générale depuis les premiers mois de sa grossesse, parvint difficilement à son terme.

L'œuf se brisa dès le début du travail. L'enfant se présenta par la face. Il fut extrait avec le forceps; il a conservé la vie.

Du sang coula abondamment pendant l'extraction de l'enfant. La main fut aussitôt après introduite dans l'utérus pour opérer la délivrance. Le placenta était adhérent pour la moitié de son étendue. Je crus indispensable de le déchirer le plus près possible des parois utérines.

Pendant cette opération, qui exigea de l'attention et beaucoup de temps, le sang coula incessamment. Enfin, l'utérus se contracta avec fermeté. Cependant, malgré cette rétraction favorable, le sang coulait avec trop de vitesse pour que je pusse me dispenser de tamponner *exactement* le col de l'utérus et le vagin. Cet obstacle arrêta l'hémorragie; les parois utérines résistèrent, soutenues à l'extérieur par une compression exacte et suffisante.

La malade fut atteinte de métro-péritonite le quatrième jour après l'accouchement; elle succomba le septième. L'autopsie ne fut pas permise.

Réflexions.

Dans ce fait, l'hémorragie dut sa gravité à l'adhérence placentaire ; toute la portion d'insertion anormale ne se contracta pas suffisamment pour arrêter la perte, déjà très considérable. Le tampon, aidé de la compression extérieure, parvint à ce but. La décortication, la présence du tampon, et sur la même ligne d'importance fâcheuse la perte considérable de sang, influèrent activement sur la métrite et ses suites.

DIXIÈME FAIT.

Adhérences placentaires au fond de l'utérus, hémorragie considérable; tamponnement; guérison.

La fermière Desp..., route des Ponts-de-Cé, 32 ans, quatrième grossesse, fit une chute dans une rue escarpée. Le côté du ventre porta rudement sur l'anse d'un panier qu'elle portait au bras gauche. La femme D.... était alors parvenue au septième mois de sa gestation.

Le choc produisit une vive et profonde douleur dans le côté. La malade fut saignée, tenue au lit pendant quelques jours; la douleur s'affaiblit, mais ne disparut pas entièrement.

L'accouchement s'effectua au terme normal; il fut naturel quant à l'enfantement, mais il n'en fut pas de de même pour la délivrance. Le placenta était *soudé* à l'utérus. Le sang coulait avec force. Il fallut déchirer le placenta. Je remarquai que toutes les tractions sur ce corps rappelaient des douleurs semblables à celles qui avaient suivi la chute. Une quantité considérable de sang coula pendant la décortication du tiers environ du placenta. L'utérus se contracta immédiatement après l'opération. Je crus devoir tamponner le col utérin *exactement* et le vagin *mollement*; l'utérus fut comprimé par l'extérieur.

La malade se rétablit bien et assez promptement. Les lochies furent quelques temps salies et plus odorantes que d'ordinaire.

Réflexions.

Ce fait est un exemple de la soudure du placenta à l'utérus, à la suite d'une contusion. Dans ce cas, l'hémorragie qui fut presque aussi considérable que celle de l'observation précédente, fut également arrêtée par le tamponnement *exact* et la compression externe.

La femme D.... dut son salut à sa forte constitution, exempte de toute affection concomitante grave. Il est bien douteux que les réfrigérants et le seigle ergoté eussent pu suppléer le tampon.

ONZIÈME FAIT.

Accouchement spontané, insertion normale du placenta; hémorragie, métrite, guérison. Impressions morales, péritonite; mort.

Madame G...., 20 ans, taille très petite, tempérament sanguin nerveux, caractère impatient; grossesse normale, parvenue à son terme.

Les premières douleurs puerpérales se manifestèrent le 21 février 1834, dans la soirée. Le 22 au matin, la tête du fœtus faisait fortement bomber le périnée; les douleurs étaient déchirantes.

La malade, dans un moment d'exaspération, repoussa violemment, et à l'improviste, les deux mains qui soutenaient le périnée, et poussa le fœtus de toute sa force. La commissure postérieure de la vulve fut déchirée jusqu'à l'anus, l'enfant fut chassé au dehors immédiatement, ainsi que le placenta.

Ce brusque accouchement fut suivi, comme il arrive le plus ordinairement d'une stupeur des parois utérines, et subséquemment, d'une hémorragie interne, qui se renouvela trois fois dans l'espace de deux heures. La quantité de sang perdu fut estimée à plus d'un kilogramme. La main fut, à chaque retour de la perte, introduite dans l'utérus, ce qui permit encore de constater, aux deux premières introductions, que l'orifice supérieur était à peu près *occlus*. Il n'en était pas de même à la troisième fois, le spasme, sans doute, avait cessé.

Pendant les vingt heures qui suivirent, l'utérus chassa, *avec de très vives douleurs*, plusieurs caillots de médiocre volume. Il survint promptement de la fièvre; les urines se supprimèrent, l'hypogastre se tuméfia; il devint extrêmement douloureux à la pression.

Cette métrite parenchymateuse fut combattue par des sangsues nombreuses, des émollients, etc. Elle céda. La plaie périnéale prit un bon aspect. La sécrétion du lait s'était manifestée dès le quatrième jour.

Le dix-huitième jour après l'accouchement, la malade se leva et marcha. Dans les jours qui suivirent, elle acquit véritablement des forces.

Au vingt-neuvième jour, la malade se promenait seule

et sans appui. Ce même jour, ayant mangé plus que de raison, peut-être, elle éprouva une très vive émotion de joie. A l'instant même spasmes, gonflement abdominal et surtout à l'épigastre, vomissements nombreux, fièvre considérable.

Le lendemain tension extrême de tout l'abdomen, douleurs sur tous les points de cette région. Au soir, hoquet fatigant et douloureux. Bientôt, à tous ces symptômes de péritonite s'ajoutèrent ceux d'une infection purulente; stupeur, délire, soubresauts des tendons, spasme du pharynx qui ne permit plus à aucun liquide de parvenir dans l'estomac. Si on touchait le ventre, la malade, par un mouvement instinctif, repoussait la main; cette douleur était le seul signe des relations de la malade avec ce qui l'entourait. Le visage était couvert de sueur; le cœur battait tumultueusement, les yeux se ternirent et la mort arriva au commencement de la nuit. L'autopsie ne fut pas faite. Les médications arrêtées à la suite d'une consultation, furent les mercuriaux, les dérivatifs; ils n'eurent aucune espèce d'influence favorable, même momentanée.

Réflexions.

Le fait qui précède est moins remarquable par l'hémorragie considérable et répétée, que par les accidents qui l'accompagnèrent et fondirent plus tard sur la malade, alors qu'on devait la croire à l'abri de tout danger.

On dit que les hémorragies prédisposent à la métrite. J'ai souvent vu cette succession, surtout dans les cas de pertes latentes qui n'existent pas sans un spasme plus ou moins prolongé de l'orifice supérieur; Il en fut sans doute ainsi dans l'espèce. Dans des cas semblables, l'opium, ce me semble, serait surtout indiqué; il ne le serait plus si la perte provenait d'un point des parois utérines dont le placenta aurait été violemment arraché.

Pour se rendre compte des accidents si terribles et si prompts qui frappèrent inopinément la malade à l'occasion d'une violente émotion de joie, il est naturel de tenir compte de l'état de sub-inflammation du périnée et du vagin, profondément déchirés, comme cause aggravante et puissante.

DOUZIÈME FAIT.

Eclampsie, hémorragie utérine suite de décollement du placenta greffé au fond de l'utérus, version du fœtus, nouvelle hémorragie, mort (1826).

La fermière D...., de la Croix-en-Vallée, âgée de 36 ans, mère de cinq enfants, était parvenue sans difficultés, au terme de sa sixième grossesse. Elle pleurait depuis quelques mois la perte d'une fille de onze ans, noyée par un affreux accident.

Le 12 septembre, à trois heures du matin, la femme D.... se plaignit tout à coup d'un violent étourdissement; elle se leva et bientôt tomba sans connaissance sur le plancher. Elle était affectée de secousses nerveuses. Cet accident cessa après quelques minutes et la malade reprit son intelligence.

A cinq heures, à la suite de douleurs profondes

dans la région des reins, elle éprouva quelques contractions utérines et beaucoup de sang vint à couler par la vulve, en même temps qu'une nouvelle attaque éclamptique la saisissait. M. M...., chirurgien des environs, arriva près de la malade à six heures du matin. Elle était dans un état comateux profond, le sang coulait abondamment par le vagin. Bien que l'orifice utérin fût à peine dilaté de deux ou trois centimètres et non aminci et ramolli, il tenta et obtint la dilatation; le pied gauche du fœtus fut amené dans le vagin. J'arrivai à cet instant.

Les tractions sur cette seule extrémité ne suffisant pas, j'amenai le second pied, ce qui fut difficile. Le reste de l'accouchement n'offrit rien de remarquable. L'extraction du fœtus fut opérée avec lenteur, pendant qu'on exerçait des frictions sur le corps de l'utérus.

Le fœtus était mort depuis peu de temps. Je fus à la recherche du placenta que je trouvai à moitié décollé. Toute la portion qui restait en contact organique avec l'utérus, *y adhérait fortement*; il me fallut une certaine force, *et mes ongles*, pour obtenir la totalité de l'arrière-faix. L'utérus se contracta sur ma main, qui ne fut retirée que lorsque je la sentis repoussée.

La malade était restée sans connaissance et sans mouvement; sa pâleur était extrême; elle était froide; son pouls était à peine sensible. Je la transportai sur un lit voisin. Elle y fut frictionnée sur la peau et recouverte d'étoffes chauffées. L'utérus était encore *contracté*. La malade, peu après, se redressa brusquement sur son séant. Elle y resta *seule* deux ou trois secondes, puis elle retomba lourdement. Moins de deux minutes après, elle fut prise d'une nouvelle hémorragie à laquelle elle succomba presque aussitôt, quoique cette perte de sang fût à peine de cent grammes. L'utérus n'était pas sensiblement plus développé qu'à l'instant où j'en avais retiré la main.

L'autopsie ne put être faite.

Réflexions.

L'hémorragie fut considérable; elle influa gravement sans doute sur la funeste terminaison, mais ce ne fut pas la seule, et peut-être la principale cause de la mort. Je mettrais au premier rang la violente secousse nerveuse éclamptique éprouvée par un cerveau fatigué depuis longtemps par de terribles chagrins. Sans l'affection nerveuse, la perte de sang n'était point suffisante pour tuer aussi brusquement.

La position perpendiculaire, prise subitement par la malade, dut mettre le comble en causant une lypothymie.

Il est à regretter que l'autopsie n'ait pu être faite. Il en arrive toujours ainsi à la campagne; les familles redoutent les recherches sur le cadavre.

Peut-être eût-on dû tamponner le vagin, malgré l'état de fermeté des parois de l'utérus, en songeant que le sang devait encore couler, malgré la contraction suffisante de la matrice, de toute la portion des parois qui avait eu des relations immédiates avec le placenta.

TREIZIÈME FAIT.

Accouchement spontané, insertion normale du placenta, hémorragies internes considérables, avant et après la délivrance. Compression de l'aorte infructueuse; rétablissement.

La femme B..., 42 ans, rue Baudrière, était

arrivée au terme de sa cinquième grossesse sans accidents remarquables.

Les eaux de l'amnios s'écoulèrent deux jours entiers avant les premières douleurs puerpérales. La parturition fut cependant heureuse, quoique plus lente qu'aux autres grossesses. J'espérais que cette circonstance accidentelle serait favorable, en ce qu'elle préviendrait, peut-être, une perte sanguine assez forte qui avait accompagné la délivrance, aux premiers accouchements.

Aussitôt après le passage de l'enfant, l'orifice supérieur se *contracta* avec *énergie* et *rapidité*. Le placenta fut enfermé dans la cavité du corps de l'utérus, mais non comme dans le cas de chatonnement, car alors les *parois du corps de l'utérus sont contractées et serrent exactement le placenta, le sang ne coule pas*. Chez la femme B...., l'orifice supérieur, *seul*, *était contracté; le reste du corps de l'utérus ne l'était pas*... Les vaisseaux utérins, béants, laissèrent couler beaucoup de sang qui gonfla rapidement la matrice; il y eut perte interne. Il me fallut *forcer* le passage pour opérer l'extraction du placenta qui était déjà *complétement* décollé. Des caillots considérables suivirent l'arrière-faix. Ma main *fut laissée* dans l'utérus pour provoquer une contraction franche *du fond* de l'organe. Pendant ce temps je faisais recouvrir les cuisses et l'abdomen de compresses froides, et je frictionnais l'hypogastre.

L'utérus se contracta, autant qu'il arrive après plusieurs accouchements; il était encore volumineux, mais *ferme*. Après *une heure* d'attente, je quittai la malade, persuadé que l'accident ne se reproduirait pas.

Environ une heure après mon départ, on vint en grande hâte, me prévenir que la femme B.... était évanouie. Quand j'arrivai près d'elle, son ventre était volumineux ; elle était pâle et sans pouls. J'introduisis promptement la main dans l'utérus, en *forçant de nouveau l'orifice supérieur resserré*, et j'en fis sortir une masse *énorme* de sang coagulé; je l'estimai à un kilogramme. La main fut laissée, comme la première fois, dans l'utérus, qui se contracta, avec lenteur, mais *suffisamment.*

Je remarquai, *pour la seconde fois*, que le passage de ma main au travers de l'orifice supérieur, le *seul point de l'utérus qui fût contracté*, avait été *douloureux.* Je sentis cet anneau se reformer avec énergie, à la sortie de ma main.

Une profonde et longue lypothymie suivit l'extraction du caillot. La malade fut exactement maintenue dans la position horizontale, la tête très basse. L'évanouissement se prolongea un temps considérable. Le pouls ne se percevait qu'à la poitrine, et plutôt par l'audition que par le toucher. Pendant ce temps, des aspersions froides, des frictions et une *compression prolongée du corps de l'utérus*, suspendirent l'écoulement du sang. Je profitai de cet arrêt pour tamponner le vagin, en introduisant, *jusque dans le col de l'utérus, quelques chiffons vinaigrés ;* la compression extérieure de l'utérus fut maintenue.

Le pouls radial redevint sensible ; le sang ne coulait plus. La malade put rendre compte de ses angoisses, qu'elle rapportait au cœur. Il était dix heures du soir.

A dix heures et demie, nouvelle hémorragie, le pouls s'effaça, je crus que c'en était fait de la malade, qui perdit entièrement connaissance. Malgré les *frictions continuées* sur l'utérus, malgré la *compression* de cet organe, du sang s'y était encore accumulé et le distendait.

La main fut encore introduite dans l'utérus avec difficulté et *douleur au point resserré du col*. Cette sensation réveilla la malade qui s'évanouit tout aussitôt après l'extraction du nouveau caillot, *bien moins volumineux cette fois*. Quand la malade revint à elle, elle prétendit que la douleur utérine que j'avais produite par l'introduction de la main, était plutôt la cause de son évanouissement que la perte de sang; et plus tard, quand on pressa le corps de l'utérus, elle accusait une sourde sensation qui lui faisait craindre une nouvelle faiblesse.

La femme B.... avait perdu une si grande quantité de sang, que je doutai pendant plusieurs heures, que la vie pût se continuer. Les angoisses étaient affreuses. La malade passait, alternativement, de cet état de contraction tumultueuse du cœur, à un évanouissement complet. Elle se plaignait de la plus violente céphalalgie; les muscles de la face étaient sans cesse agités de petites convulsions, la vue et l'ouïe étaient presque abolies.

Dans cette extrême circonstance, je craignis que la plus faible perte de sang ne vînt tuer la malade, ou que le plus léger mouvement de redressement de la tête ne fît perdre au cerveau le sang qui l'animait encore. Je voulus tamponner plus exactement le vagin. L'introduction des premiers chiffons reproduisit de nouveau la douleur nerveuse et immédiatement une nouvelle lypothymie; il fallut y renoncer. Je voulus comprimer l'aorte, la chose était facile, car le ventre était affaissé et très mou. J'empoignai en même temps le corps de l'utérus, dont je voulais prévenir tout nouveau développement.

Cette manœuvre reproduisit toutes les angoisses, toutes les suffocations plus terribles; la malade, en s'évanouissant, me dit que je la tuais.

Je cessai la compression de l'aorte, la malade revint à elle, et put rendre de nouveau raison des sensations qu'elle éprouvait; du sang coulait encore.

Je pensai que peut-être c'était à la compression de l'utérus que devait être rapportée l'aggravation des angoisses et non à la compression de l'aorte, puisque déjà la dilatation forcée de l'orifice supérieur avait ramené des spasmes et des évanouissements. Imbu de cette idée, je comprimai, avec soin, l'artère seule, en ne pressant que le moins possible sur le fond de l'utérus. Tous les effrayants symptômes se renouvelèrent, et peut-être plus terribles et plus longs. Enfin la malheureuse femme B.... revint encore à la vie, et ses premières paroles furent une recommandation de la laisser *mourir tranquille*, plutôt que de comprimer *encore son ventre*. Je cessai toute nouvelle tentative, et je passai le reste la nuit près d'elle, en soutenant le tampon vaginal avec la main. L'hémorragie ne reparut plus.

La convalescence de la femme B.... ne dura pas plus d'un mois; elle n'offrit rien de très remarquable. Des palpitations, comme on en voit après les grandes pertes de sang, s'affaiblirent peu à peu.

La femme B...., fille et sœur de phthisiques, est

morte de cette affection, trois ans après l'accouchement dont il vient d'être question.

Réflexions.

Ce fait remarquable était de nature à faire réfléchir sur le procédé de la compression de l'aorte, quand déjà je l'avais trouvé, non-seulement inefficace, mais nuisible sur plusieurs sujets, dont je parlerai en exposant les faits de la seconde série. Chez la femme B...., j'acquérais la preuve irréfragable que ce procédé troublait profondément la circulation, au point de suspendre l'action du cœur en causant des spasmes affreux. Je revins plusieurs fois à cette compression, voulant bien m'assurer que les accidents en étaient réellement la conséquence. On a dû remarquer, que lorsque je voulus connaître si la pression sur le corps de l'utérus, dont la sensibilité pouvait être exaltée, comme l'était évidemment celle de son sphincter supérieur, n'était point la cause immédiate des angoisses et des lypothymies, j'eus soin de ne presser que l'aorte *seule*, et que cette fois encore, tous les accidents se reproduisirent aussi intenses que ceux qui avaient précédé. On verra, plus tard, qu'il en a toujours été de même dans des circonstances semblables.

La femme B.... ne dut la vie qu'à la contraction des parois du corps de l'utérus aidée, grandement, de la position horizontale, de l'immobilité parfaite, *et surtout* de la *compression permanente du corps de l'utérus*, pressé longtemps *vers l'excavation du bassin*, par les deux mains; moyen d'un très grand prix, exalté par Millot, et trop négligé depuis.

Dans un tel cas, après une perte de sang d'une telle importance, si le placenta eût été greffé sur les parois du col, rien n'eût pu préserver de la mort, car quelques cuillerées de sang, *suintant malgré tout*, l'auraient amenée inévitablement. J'ai regretté de ne pas avoir administré l'opium à forte dose; je crois que la circonstance était favorable à son emploi.

A ces faits, j'en pourrais ajouter quinze autres recueillis dans le service de la Maternité, à Angers. Tous, comme les précédents, sont des cas d'hémorragies provenant du corps de l'utérus; le placenta y avait été greffé normalement. Ces pertes sanguines eurent lieu, les unes avant ou pendant le travail; les autres, pour la plupart latentes, eurent lieu postérieurement à l'accouchement et toujours à cause du resserrement de l'orifice supérieur. Aucun de ces accidents ne se termina d'une manière funeste, bien que plusieurs d'entr'eux fussent remarquables par la quantité de sang écoulé. Il est étonnant que pendant une période de huit années (de 1835 à 1844) je n'aie eu à enregistrer aucun cas d'insertion cervico-placentaire (sur 1200 accouchements); tous ceux que je citerai dans la deuxième série, ont été puisés dans ma clientèle particulière.

Avant de passer outre, si je veux résumer les circonstances capitales et communes aux vingt-huit faits d'hémorragies qui forment la première série, dans lesquels le placenta fut toujours évidemment inséré dans la cavité du corps de l'utérus, je vois : 1° que presque tous les sujets ont échappé à cet accident *grave*; 2° que les moyens ordinaires ont suffi, pour ralentir et supprimer l'hémorragie, en *hâtant* et *soutenant* la contraction du tissu utérin ; 3° que la mort n'a frappé que les sujets qui, en outre de l'accident hémorragique, étaient fatalement prédisposés, ou qui, postérieurement à la parturition, ont été atteints d'affections étrangères.

Je vais exposer, maintenant, les faits de la seconde série ; ils sont au nombre de neuf.

Deuxième Série.

CHAPITRE DEUXIÈME.

HÉMORRAGIES RÉSULTANT DU DÉCOLLEMENT DU PLACENTA INSÉRÉ SUR LE COL DE L'UTÉRUS.

PREMIER FAIT.

Insertion du placenta sur le col utérin; adhérences placentaires; hémorragies; tamponnement; rétablissement.

Mme P...., boulevard des Pommiers, femme grande, brune, d'une bonne santé habituelle, était parvenue au septième mois de sa deuxième grossesse, lorsqu'elle éprouva, sans cause appréciable, une hémorragie utérine. Cette perte dura deux jours, et se supprima seule. Elle se renouvela vingt jours après avec plus d'intensité, et enfin une troisième fois dans le courant du neuvième mois de la gestation : ce fut après cette troisième perte que je fus appelé près de la malade.

A ce moment, Mme P.... venait de perdre, dans l'espace de six heures, plus de six cents grammes de sang; elle se plaignait d'un violent mal de tête et disait ressentir, depuis quelques heures, les douleurs de l'enfantement.

Le toucher me fit reconnaître un commencement de dilatation, et la présence du placenta flottant dans l'orifice encore très résistant. Il coulait peu de sang. Les contractions puerpérales furent en s'amoindrissant et cessèrent complétement dans la soirée; le sang ne coula plus.

A six jours de là, le 26 novembre 1832, terme à peu près normal de la grossesse, le travail se renouvela et produisit une *cinquième* hémorragie, plus considérable que les précédentes, à laquelle j'opposai un tamponnement exact.

Le lendemain seulement, le travail puerpéral devint énergique. Les contractions repoussèrent le tampon avec de volumineux caillots de sang. Les membranes furent déchirées en même temps. L'orifice était alors dilaté au quart; la tête du fœtus s'y présentait; le sang coulait peu.

Je donnai à la malade un gramme d'ergot en substance. Vingt minutes après, les contractions prirent une grande intensité, et l'accouchement s'accomplit une heure et demie après la prise de ce médicament. L'enfant était vivant.

Le sang alors coulait avec rapidité. J'introduisis la main pour extraire le placenta. Ce corps était décollé en très grande partie, mais il adhérait fortement à la *hauteur de l'orifice supérieur*, vers la paroi antérieure de l'utérus. Il me fallut le déchirer, ne pouvant le séparer, quoiqu'il fût complétement renversé sur la portion adhérente. La perte du sang était énorme, la lypothymie complète. (Tamponnement immédiat avec quelques morceaux de linge imprégnés de *vinaigre pur*; compression du corps de l'utérus avec les mains; aspersions froides sur le ventre et les cuisses. Position horizontale parfaite, maintenue avec exactitude.)

L'utérus resta contracté. L'intelligence, la parole et les forces, revinrent successivement, avec lenteur. Le rétablissement était complet au bout de six semaines.

Réflexions.

Ce fait offre un exemple du mode qu'affectent le plus souvent les hémorragies cervico-placentaires. Dans l'espèce, le décollement de la portion flottante du placenta commença dès le septième mois de la gestation, ce qui peut faire supposer que la circonférence du placenta était parvenue au-delà des deux tiers de la hauteur du col. Comment, sans cela, en aurais-je pu rencontrer le bord flottant, *au neuvième mois*, dans l'aire de l'orifice *inférieur?*

La première hémorragie fut produite par la distension des zônes supérieures du col ; les suivantes arrivèrent à chaque fois que ce même col fut obligé de céder sous les efforts d'extension du tissu utérin et de progression de l'œuf.

Avant la parturition, la perte sanguine fut diminuée et suspendue temporairement par la compression qu'exerça l'œuf lui-même, appliquant la portion décollée du placenta sur les orifices vasculaires béants : cette compression favorisa la formation d'un caillot obturateur.

Après l'accouchement, il n'y eut à fournir beaucoup de sang que la portion de la surface du col, de laquelle le placenta fut séparé en dernier lieu par le passage de l'enfant et par l'arrachement placentaire. L'état de contraction permanente du corps de l'utérus, induit à croire qu'il ne s'écoula pas de sang hémorragique des parois de cette cavité.

Le tampon vinaigré, porté dans la cavité du col, fut le moyen très efficace, en ce qu'il agit sur la source même de l'hémorragie. La compression du corps de l'utérus était une mesure de sûreté, et la position horizontale de la malade un moyen général important.

DEUXIÈME FAIT.

Insertion du placenta sur le col de l'utérus; adhérences placentaires étendues; hémorragies considérables; emploi du tampon obturant; rétablissement.

Mme M...., âgée de 34 ans, est une femme chétive, de petite stature; elle était arrivée au terme de sa troisième grossesse, quand eut lieu l'accident qui va suivre.

De même que le sujet du dixième fait de la première série, Mme M...., parvenue au cinquième mois de sa gestation, tomba rudement dans la rue ayant un panier au bras gauche; le choc fut très douloureux; la douleur se continua sourdement pendant tout le reste de la grossesse, sans que la malade prît aucun soin de sa santé.

Le 25 mai 1835, à six heures du soir, travail puerpéral déjà très énergique; les contractions étaient rapprochées, la malade venait de perdre environ deux cents grammes de sang; l'orifice était dilaté à moitié. On distinguait parfaitement une portion flottante de la circonférence du placenta venant aborder le limbe de l'orifice inférieur. Cette portion était pincée plus haut, entre la tête et le bourrelet du détroit supérieur.

L'accouchement eut lieu spontanément à sept heures du soir. (Position occipito-antérieure gauche.) Aussitôt après, l'écoulement du sang revint très abondant et continu. Le corps de l'utérus n'était qu'en partie contracté; une grande portion du placenta était descendue dans le col et le vagin.

De simples tractions sur le cordon ne suffirent pas pour extraire le placenta.

Le sang continuait de couler ; je portai la main jusque dans l'utérus, et reconnus que le placenta y adhérait fortement vers la paroi latérale droite, sur une étendue de *cinq* à *six* centimètres. Il me fallut déchirer le placenta dont je laissai quelques faibles débris.

Après cette décortication, l'utérus se contracta davantage et l'hémorragie en diminua d'autant. Pendant l'opération, le ventre et les cuisses étaient aspergées d'eau froide vinaigrée. Des ventilations, réclamées avec instances par la malade, étaient dirigées sur son visage; bientôt elle perdit tout usage de ses sens. La face et les membres étaient agités de mouvements convulsifs (1).

La malade reprit connaissance après une demi-heure, puis elle retomba bientôt dans une profonde lypothymie. Cet état d'angoisses, voisin de la mort, dura pendant quatre heures. L'utérus était contracté suffisamment; du sang décoloré coulait encore lentement.

J'introduisis un tampon vinaigré *jusque dans le col de l'utérus*, et le corps de l'organe fut comprimé en dehors par une ceinture maintenant sur l'hypogastre une serviette, pliée en seize doubles, imbibée d'alcool. La malade put avaler quelques cuillerées de vin et de bouillon.

Le lendemain 26 mai, le pouls était relevé (130 pul-

(1) M. le docteur Chevreul, mon excellent maître, était venu à mon aide.

sations), le ventre était souple et non douloureux. Le moindre mouvement faisait craindre une lypothymie. (Extraction du tampon; cathétérisme deux fois répété; quatre bouillons).

27 mai. Douleurs hypogastriques; soif vive; peau sèche; 140 pulsations; lochies fétides. (Injections vaginales émollientes, fomentations de même nature; bouillons coupés).

28. Fièvre moindre; ventre moins douloureux; même écoulement vaginal fétide. (Injections d'eau de camomille avec la précaution indiquée; même régime.)

31. L'écoulement vaginal a perdu de sa mauvaise odeur. A partir de ce jour, tous les symptômes fâcheux s'effacèrent; la douleur du côté droit persista seule; elle existait encore deux mois après l'accouchement. Cette douleur se faisait sentir sur une étendue de trois centimètres seulement, à quatre travers de doigts au-dessus de la symphyse pubienne, en dehors de la ligne blanche. C'était bien le point où avait eu lieu le choc de l'anse du panier; cette douleur a disparu plus tard.

Réflexions.

Dans ce fait, le placenta a projeté un de ses bords jusqu'au voisinage de l'orifice inférieur; cette disposition ne devait point empêcher la gestation d'arriver à son terme sans hémorragie.

Le choc sur le ventre causa sans doute l'adhérence vicieuse du placenta, qui aggrava la situation de tous les dangers résultants d'une décortication nécessaire.

Dans le traitement, le tampon fut le moyen capital. Il agit directement sur les embouchures vasculaires béantes; la contraction tonique du tissu, et la compression extérieure du corps de l'utérus, lui vinrent heureusement en aide. L'inflammation parenchymateuse de la matrice se borna au point de l'insertion placentaire. Ce fait vient à l'appui de la pensée que l'utérus n'est pas un organe exerçant de promptes et puissantes influences sympathiques dans son état pathologique, ce qui est en rapport avec son isolement à l'état physiologique.

Si l'on voit si fréquemment la péritonite, la phlébite, l'angioleucite, succéder à la métrite, c'est qu'un point du péritoine, dans le premier cas, était malade en même temps que le parenchyme de l'organe; et pour les autres affections, elles sont nées de la résorption des liquides purulents ou putrides. Dans ces cas encore, l'utérus n'a exercé aucune influence nerveuse.

TROISIÈME FAIT.

Très large insertion du placenta sur le col de l'utérus; hémorragies répétées pendant les trois derniers mois de la gestation; travail puerpéral insuffisant; application du forceps au détroit supérieur. Mort.

Mme R....., du Lion-d'Angers, 30 ans, embonpoint considérable. Cette dame, mariée pour la deuxième fois, était heureusement accouchée quatre ans auparavant. Elle était parvenue au sixième mois de sa deuxième grossesse, lorsqu'elle éprouva, *sans cause appréciable alors*, une perte sanguine assez abondante par la vulve. *Elle fut saignée.* On prescrivit le repos au lit pendant quelques jours.

L'hémorragie se renouvela vingt jours après. Le sang coula cette fois pendant deux ou trois jours. Les réfrigérants et la position horizontale suffirent pour suspendre de nouveau la perte du sang. Pendant ce dernier accident, la malade fut touchée par son médecin, qui reconnut que le placenta était « *inséré sur le col et sur l'orifice.* »

Dans le cours des huitième et neuvième mois, les pertes sanguines se renouvelèrent quatre fois ; elles affaiblirent considérablement la malade.

Le travail puerpéral se manifesta à peu près vers l'époque normale ; une nouvelle hémorragie marqua son début. Afin de précipiter la parturition, on administra *deux grammes* de seigle ergoté en substance; son effet fut *presque nul*; le sang coulait toujours un peu; les contractions utérines cessèrent. La tête du fœtus était alors au couronnement, l'occiput en avant et à gauche; la dilatation de l'orifice était parvenue à moitié. On voulut extraire l'enfant avec le forceps; plusieurs tentatives restèrent infructueuses. Les forces de la malade diminuant rapidement, bien que la perte de sang fût alors presque nulle, on me fit appeler. J'arrivai le deuxième jour du travail, au matin.

La pâleur de la malade était extrême; sa peau était couverte d'une sueur froide; la respiration était haute et pénible; le pouls se sentait à peine, il était mou et rapide.

Reconnaissant l'imminence du danger et la nécessité absolue de terminer l'accouchement, je prévins la famille du peu de chances de salut qui restaient à la malade, et je procédai à l'examen des parties. Je trouvai le vagin occupé par une large crête (*bord du placenta*) ; j'estimai à quatre centimètres sa saillie, *au-delà de l'orifice externe.* La tête du fœtus s'était abaissée depuis la dernière application du forceps ; elle était alors facile à saisir. L'extraction du fœtus fut opérée avec lenteur et sans difficultés ; le ventre, pendant ce temps, était frictionné et fortement pressé à mesure de la sortie de l'enfant. La matrice se contracta suffisamment. Le placenta, *en raquette*, avait suivi l'enfant ; ce dernier était mort, depuis un jour peut-être.

On plaça une *ceinture compressive de l'abdomen.* Bientôt, malgré la position horizontale et quoique la perte du sang fût presque insignifiante alors, la malade éprouva des faiblesses effrayantes ; elle exprimait ses angoisses par ces mots vrais et terribles : « *Mon cœur bat à vide, je vais mourir.* »

La malade voulut être transportée sur un lit voisin ; je souscrivis, et j'eus tort, à son désir. Je la portai moi-même avec l'attention de lui faire conserver toujours la position horizontale. Ce fut vainement ; la malade eut peur de tomber, elle se redressa vivement pour un seul instant, ce mouvement fut suivi d'un profond évanouissement, et peu après de la mort.

Réflexions.

Je devais m'attendre à ce funeste événement, vu l'état d'extrême faiblesse de la malade. Trop de temps avait été perdu ; on n'avait pas suivi les préceptes donnés dans de telles occurrences.

Le placenta avait été greffé, *en grande partie*, sur l'orifice supérieur du col; il était parvenu sans doute jusqu'à l'orifice inférieur, *qu'il recouvrait*, au dire de l'accoucheur.

Dans l'espèce, bien que la malade fût littéralement presque exsangue, cependant le corps de l'utérus se contracta *suffisamment*, et après l'extraction de son contenu, le peu de sang qui s'écoula provenait certainement des parois du col et non du fond de l'organe.

L'état de fermeté du corps de l'utérus inspira trop de confiance; il fallait tamponner immédiatement, et comprimer le corps de l'utérus, non pas seulement avec une ceinture, mais avec les mains, *en permanence*. J'aurais dû résister aux sollicitations de la malade, et la laisser sur son lit de misère. Si ces moyens n'eussent pas été fructueux, du moins ils eussent été tout ce qu'on pouvait faire dans cette affreuse position.

L'autopsie ne fut pas faite, ce qui est très regrettable; l'état du cœur eût, peut-être, expliqué l'angoisse si énergiquement exprimée par la malade.

QUATRIÈME FAIT.

Large insertion du placenta sur le col de l'utérus; hémorragie; version du fœtus; compression de l'aorte sans succès; mort.

(2 août 1837). J'ai été appelé cette nuit, par mon confrère et ami le docteur B..., pour l'aider dans un cas d'hémorragie utérine très grave.

La femme d'un luthier, place du Ralliement, était parvenue sans accidents au terme normal de sa sixième grossesse. La veille, la malade avait ressenti quelques douleurs lombaires; au soir, elle avait perdu du sang par la vulve. L'hémorragie devint de plus en plus considérable à mesure que le travail fut plus intense. A dix heures, l'accoucheur estimait déjà cette perte à plus de 1500 grammes. J'arrivai à onze heures.

La femme était excessivement pâle, son pouls était mou, fréquent. J'introduisis *la main* dans le vagin et je reconnus que le placenta recouvrait *entièrement l'orifice de l'utérus*, dont la dilatation était parvenue à peu près au quart : cet orifice était *facilement dilatable*. Sans retirer la main, je *décollai* un des côtés du placenta, et après avoir déchiré les membranes, je saisis le pied gauche de l'enfant, qui fut amené avec facilité et sans trop de précipitation : il a vécu. L'extraction du placenta eut lieu immédiatement, il vint sans efforts.

Cet organe était greffé *en très grande partie sur la surface des parois du col;* son centre répondait à gauche. Le cordon ombilical *n'était pas central.*

Le fond de l'utérus se contracta d'une manière satisfaisante, mais le col resta complétement *béant. Sa surface*, surtout à gauche, était plus *molle*, *mamelonnée*; le sang en coulait avec une grande abondance.

Pendant que j'extrayais le placenta, mon confrère excitait et *comprimait* le corps de l'utérus avec ses deux mains. Après avoir enlevé du col et du vagin les caillots de sang, je pratiquai le tamponnement avec des chiffons imprégnés d'eau et de vinaigre.

La réplétion *exacte* du vagin favorisa l'accumulation du sang dans le corps de la matrice, dont la contraction ne put être maintenue exacte, malgré les frictions et la compression extérieure : du sang coula aussi au dehors.

Nous pensâmes à la compression de l'aorte, qui fut

exécutée pendant qu'on était à la recherche de seigle ergoté.

Le ventre de la malade était flasque et l'aorte parfaitement accessible. Elle fut comprimée avec exactitude, par les doigts des deux mains, en regard. Cette pression produisit, *immédiatement*, des *angoisses horribles*. Il fallut bientôt avoir égard aux plaintes de la patiente, et cesser momentanément la pression, par la crainte de la voir expirer.

Le tampon fut extrait; l'utérus fut de nouveau vidé du sang. Un autre tampon moins exact fut placé. Les frictions, les aspersions froides furent continuées, sans action favorable; le sang coula avec *lenteur*, mais *incessamment*.

La compression de l'aorte fut renouvelée, en désespoir de cause, et continuée *malgré* les plaintes de la malheureuse femme, qui succomba bientôt. Il y avait à peine trois quarts d'heure qu'elle était accouchée.

Réflexions.

Ici, nous voyons une insertion placentaire, à peu près aussi étendue que possible, puisque la moitié au moins de ce corps reposait sur la surface du col utérin; de la provint la gravité extrême des accidents.

La dilatation forcée du col et le passage du fœtus devaient rompre toutes les adhérences du placenta, et donner à l'hémorragie toutes les voies possibles; cependant, il fallait agir!

Le corps de l'utérus revint encore sur lui-même, malgré l'extrême faiblesse de la mourante; le col de l'organe resta béant.

Le tampon obturant eût été favorable peut-être, si le corps de l'utérus avait été comprimé plus exactement et entraîné dans le bassin, car c'est la perte interne qui mit le comble, bien qu'elle ne fût pas considérable en elle-même.

La compression de l'aorte, qui fut faite avec soin, non-seulement ne diminua pas l'hémorragie, mais encore elle détermina d'affreux accidents, semblables à ceux qu'avait éprouvées la femme B.... (1), et comme chez cette dernière il fallut les suspendre et céder aux prières de la malheureuse qui, quelques instants plus tard, succomba en tentant de repousser nos mains.

Je ne regrettai nullement de n'avoir pas eu de seigle ergoté, je savais par expérience que son action était nulle sur les sujets qui ont perdu beaucoup de sang, particulièrement pour suspendre les hémorragies qui proviennent d'une insertion sur le col.

L'autopsie ne fut pas faite, comme il arrive au reste pour la plupart des sujets qui succombent hors des salles des hôpitaux. Il m'eût été précieux de juger par la vue de la texture de la portion des parois du col qui avaient donné attache au placenta; Mme Lachapelle a vu et décrit cet état.

Le toucher, dans l'espèce, me permit d'apprécier la mollesse de la surface d'insertion, la saillie de ses mamelons; rien de plus. Dans d'autres cas j'ai pu juger, également par le toucher, d'un état morbide de cette même surface d'insertion, qui était cette fois, dure, coriace; j'en citerai bientôt un exemple. Dans tous les cas, le toucher donna des preuves que l'assiette pla-

(1) Observation dernière de la première série.

centaire était bien sous-jacente pour une grande partie au sphincter supérieur, qui forme très promptement un anneau toujours facile à distinguer.

Si la seule constatation, par le toucher, ne suffisait pas pour faire admettre, quant aux faits relatés dans ce mémoire, l'envahissement des parois du col par les radicules du placenta, il faudrait supposer que pendant les derniers mois de la gestation, les parois du col, comme je l'ai déjà dit, se sont effacées et comme fondues dans l'épaisseur de l'angle inférieur du corps de l'utérus, et que l'orifice supérieur, peu dilaté alors, a été presque subitement amené au voisinage du limbe de l'orifice externe. En touchant si facilement le très large matelas formé par le placenta obturant complétement l'ouverture de l'utérus, à plusieurs centimètres vers le point le plus rapproché de la circonférence, il faudrait supposer que le doigt qui circule et sépare véritablement le placenta de l'utérus, ne touche que les parois de l'angle inférieur de la matrice au-dessus du sphincter supérieur. Il n'en est point ainsi; l'orifice supérieur, à la fin de la gestation, même dans les cas d'insertion sur le col, est dilaté, et depuis longtemps. Les attaches du placenta n'obturant pas l'orifice supérieur, cet orifice s'est élevé, ou plutôt l'œuf s'est abaissé vers l'orifice inférieur. Le placenta s'est organisé *dans la cavité du col* où le doigt le trouve véritablement en contact fonctionnel. Au reste, les autopsies de Mme Lachapelle ne peuvent laisser aucun doute sur l'envahissement *cervico-placentaire*.

CINQUIÈME FAIT.

Large insertion du placenta sur le col de l'utérus; hémorragie considérable; seigle ergoté sans action. Extraction du fœtus avec le forceps. Compression aortique fâcheuse. Mort.

Mme C....., 22 ans, primipare; taille petite, bonne conformation; grossesse heureusement parvenue au terme naturel.

Le 21 septembre 1838, je fus appelé par mon confrère M. le docteur B..., pour l'assister auprès de cette jeune dame, qui était en travail d'enfantement depuis vingt-quatre heures.

Du sang avait paru à la vulve dès les premières contractions utérines.

La perte sanguine continua et s'augmenta à tel point, sans que la malade s'en plaignît, que quatre draps pliés et le matelas furent imbibés par le sang.

Je constatai que l'orifice, *très résistant*, situé en haut et en arrière, n'était dilaté que de douze à quinze millimètres. Afin de mieux juger de la situation, j'introduisis la main dans le vagin, et le doigt dans l'orifice utérin, et je pus reconnaître, parmi les caillots de sang, une *large portion* du placenta comme *frangée*. Le bord du placenta était *plus dur* que dans l'état naturel. L'épaisseur de l'orifice, et sa résistance *que j'essayai*, ne permirent pas une tentative *sérieuse* de dilatation. La tête du fœtus occupait le segment inférieur de l'utérus. Le sang coulait fort peu alors; néanmoins, je tamponnai toute la portion supérieure du vagin, en portant *dans l'orifice* un bourdonnet enduit d'extrait de belladone et d'axonge.

Les contractions utérines étaient vagues et éloignées; la malade, assez indocile, se jetait brusquement à droite et à gauche, malgré tous les avis. Deux heures plus tard, on la plaça dans un demi-bain; alors il se manifesta des contractions plus fortes et régulières; elles brisèrent les membranes de l'œuf; le tampon fut extrait avec quelques caillots de sang.

A dix heures du matin, la tête du fœtus était au couronnement; le limbe de l'orifice était amolli, et sa dilatation aurait permis l'introduction de trois doigts. Il coulait peu de sang.

Il fut résolu qu'on emploierait de préférence le forceps (1), ce qui fut exécuté sans difficultés sérieuses; une très forte dose de sel ergoté fut donnée peu de temps avant l'application de l'instrument.

L'introduction du forceps et l'extraction de l'enfant firent couler beaucoup de sang, ce qui fit hâter l'opération qui, comme il a été dit, ne présenta pas d'obstacles. Par la même raison, on dut procéder de suite à l'extraction du placenta.

La délivrance fut prompte. Le placenta était séparé complétement avant l'introduction de la main. Cette main fut laissée dans l'utérus, dont elle attendit la contraction, tandis que des frictions et des aspersions froides étaient pratiquées sur l'hypogastre.

L'utérus se contracta suffisamment. En retirant la main, je sentis très évidemment *qu'une des parois du col* offrait des *rugosités*, comme des *nodus* séparés par des fongosités molles; les autres portions du col étaient souples et béantes.

(1) Madame ..... était primipare, la dilatation était incomplète, et le fœtus avait donné des signes de vie, peu de temps avant.

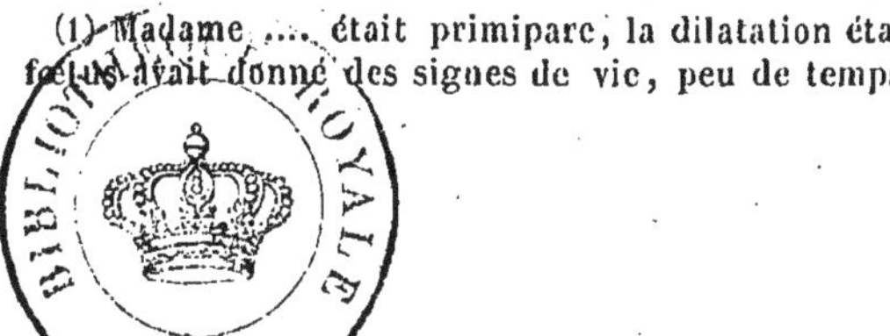

Pendant quelques instants, la malade fut calme. l'utérus conservait sa fermeté; le sang coulait peu. Le pouls était rapide et très faible. Bientôt la malade se plaignit de tintements d'oreilles, sa vue s'affaiblit, ses lèvres se décolorèrent entièrement. *Bien que l'utérus fût encore ferme, sans avoir acquis beaucoup plus de volume, cependant il était évident qu'il s'était fait un épanchement sanguin dans sa cavité.*

Un caillot du volume du poing fut extrait de l'utérus; une nouvelle dose de seigle ergoté fut administrée à la malade. L'utérus se contracta sur la main qui occupait sa cavité; tout annonçait une contraction durable; la main fut retirée.

Du sang coulait toujours et *régulièrement* par la vulve, la malade était dans un état de lypothymie presque complet. Ne croyant pas prudent de tamponner le vagin par la crainte de favoriser de nouveau l'accumulation du sang dans l'utérus, nous résolûmes de comprimer l'aorte. La souplesse des parois ventrales favorisa cette opération.

La compression de l'artère détermina *instantanément* une augmentation des angoisses; la respiration devint *évidemment* moins libre. La compression fut cependant continuée, avec une parfaite exactitude. La malade, qui put encore avaler quelques cuillerées de vin de Malaga, n'était plus en état de nous donner aucun renseignement sur ses souffrances; elle ne prononçait que des mots sans suite. Le sang suintait toujours de la vulve.

A l'instant d'expirer, Mme C.... redressa vivement la tête; elle ouvrit les yeux, appela distinctement son mari, et dit: « *Je vais mourir.* »

Elle retomba aussitôt; elle avait cessé d'exister. Ses yeux restèrent ouverts largement comme ils l'étaient pendant l'exaltation convulsive qui fut le dernier effort vital. L'autopsie n'a pas été faite,

Le fœtus, d'un volume normal, était mort avant l'accouchement; l'épiderme de la peau du dos était roulé dans une grande étendue.

L'examen du placenta fit reconnaître dans plusieurs des cotylédons, des noyaux durs; trois de ces noyaux avaient au moins deux centimètres de largeur. La surface de ces portions malades était blanchâtre, et plutôt lisse que granulée comme les autres portions de l'organe.

Réflexions.

L'état morbide du placenta est remarquable en le rapportant à la manière d'être du *col utérin*, complétement anormale pour la forme du col, pour la consistance de ses parois, et surtout pour les *granulations de sa surface interne*. Sans doute, les portions malades du placenta l'avaient été à cause de l'état morbide de la surface d'implantation; la proposition inverse serait bien peu probable.

Le tamponnement de la cavité du col n'eût pas été plus difficile, malgré l'état de roideur d'une de ses parois; ce fut la crainte de renouveler la perte interne qui nous retint et nous fit, dans notre détresse, recourir à la compression de l'aorte.

Cette fois encore, ce moyen tant exalté nous parut avoir été nuisible.

SIXIÈME FAIT.

Très large insertion du placenta sur le col utérin; hémorragies; compression aortique nuisible. Mort.

Le 17 mai 1841, Mme B...., 42 ans, mère de quatre enfants, était enceinte de huit mois et demi. Cette grossesse, séparée de la précédente par onze années, avait été plus pénible que toutes les autres, et pour cela, Mme B... était frappée de l'idée qu'elle ne survivrait pas à son accouchement.

Au jour indiqué ci-dessus, Mme B... étant accroupie pour uriner, sentit tout à coup un liquide chaud couler abondamment par le vagin; elle vit sur le pavé de la cour que ce liquide était du sang *très rouge*. Le caillot qui fut recueilli, une heure après, pesait six cents grammes. M. le docteur Mirault fut appelé; je l'accompagnai.

A notre arrivée, le sang coulait encore du vagin; M. Mirault reconnut par le toucher que l'orifice utérin était clos à ne pas admettre le doigt; que les *lèvres utérines* étaient épaisses et fermes.

Le vagin fut tamponné avec des chiffons de linge fin enduits d'un mélange de suif fondu et d'huile; le tampon fut soutenu par une garniture; la malade fut maintenue dans la situation horizontale.

Le tampon, dont quelques portions avaient été expulsées en urinant, fut amené en totalité le jour suivant; le sang ne coulait pas. Dans la soirée, la malade ressentit quelques légères contractions utérines.

Le 20 mai, il se manifesta une hémorragie de peu

d'importance; elle se suspendit spontanément; la malade était restée couchée.

Mme B.... n'éprouva aucun nouvel accident jusqu'au 23 mai, à trois heures du matin; alors contractions utérines, et pour conséquence immédiate, hémorragie subite que j'évaluai à cinq cents grammes. L'accoucheur était absent, je le remplaçai.

Je reconnus : 1° Que le *col utérin* était *entièrement effacé;* 2° Que les bords de son orifice, ouverts à trois centimètres, étaient minces, mous et *dilatables*. Je distinguai, *dans le col de l'utérus*, un diaphragme complet formé par le placenta, largement *établi sur l'orifice.* Dans un cas aussi grave, il m'était enjoint d'appeler à mon aide; je tamponnai en attendant l'arrivée de trois médecins, mes maîtres ou mes amis.

J'exposai l'état exact de la situation, que je croyais périlleuse, et manifestai l'opinion *expresse* d'opérer *à l'instant* l'extraction du fœtus par la version, opération possible en deux ou trois minutes.

L'hémorragie était *complétement* suspendue, bien que le tampon fût extrait depuis une heure. Les consultants reconnurent la présence du placenta, mais ne partagèrent pas mes craintes, quoique je leur eusse signalé la quantité déjà considérable de sang perdu, et que j'eusse fait sentir que la perte, qui ne tarderait pas à se renouveler, serait un cruel et peut-être irréparable avertissement. Ils pensèrent qu'il fallait attendre; que le travail engageant de plus en plus la tête, qui se présentait en bas, celle-ci serait un obstacle à la perte du sang; et qu'ainsi la parturition pourrait s'effectuer naturellement et ses suites être sans gravité. *Je dus céder*, tout en défendant mon opinion.

Trois heures s'écoulèrent sans nouvelle hémorragie. Après ce repos, de nouvelles contractions utérines déterminèrent une nouvelle perte de sang, évaluée à trois cents grammes ; je tamponnai immédiatement pendant qu'on allait à la recherche d'un des médecins consultants, que je priai de m'assister. Ce médecin pensa *alors* qu'il était indispensable d'agir avec promptitude.

J'administrai un gramme cinquante centigrammes de seigle ergoté, et cinq minutes après, j'opérai l'extraction du fœtus par les pieds. Il vit encore aujourd'hui.

Le placenta *recouvrait entièrement l'orifice* qu'il *dépassait à gauche de cinq centimètres* au moins. Le *décollement* du placenta, la recherche des pieds, l'extraction de l'enfant, n'exigèrent pas plus de trois minutes ; tout fut facile. Le corps de l'utérus, qui était frictionné par les mains de l'aide, se contracta suffisamment; la délivrance fut aussi facile que l'accouchement. En retirant ma main du corps de l'utérus *revenu sur lui-même*, je constatai la *mollesse* et le *boursoufflement des parois du col utérin* qui restèrent *béantes*. Les titillations des doigts n'eurent aucune influence sur elle, *et ne pouvaient en avoir, pas plus que le seigle ergoté.*

J'introduisis dans la cavité du col plusieurs morceaux de linge fin, imprégnés de vinaigre pur ; j'en remplis ensuite la vagin, et pour soutenir ce tamponnement *exact*, je fis croiser les jambes. Le corps de l'utérus, *resté ferme*, était *soutenu* par une ceinture serrée.

Nous crûmes pendant quelque temps que l'écoulement du sang était suspendu, car, comme je viens de le dire, le corps de l'utérus était resté contracté, et rien ne paraissait à la vulve. Le pouls s'était relevé; la malade se sentait *revivre* ; elle souriait. « Je serais très bien, disait-elle, si ma respiration était plus libre. » La tête de la malade était toujours maintenue très basse.

Je remarquai bientôt que la respiration s'accélérait; la malade demandait de l'air; elle voulait qu'on aspergeât son visage d'eau froide. On lui administrait, de temps en temps, une cuillerée de vin d'Espagne. Du sang parut à la vulve; il n'avait sans doute pas cessé de couler entièrement, et tout le temps qui nous avait semblé une véritable suspension, n'était que le temps nécessaire à l'imbibition du tampon très volumieux.

J'étais seul près de la malade. Je fis appeler à mon aide; et, sans toucher au tampon, je comprimai l'aorte, ce qui me fut aisé. Bien que je misse une attention très grande à ne comprimer que le canal artériel, il fut impossible de continuer cette compression, j'étouffais la malade. Des gestes de détresse exprimaient ses angoisses cordiales, et quelques mots me firent du reste comprendre qu'elle ne pouvait supporter la pression que j'exerçais.

J'enlevai le tampon et quelques caillots, et le remplaçai immédiatement par un autre; le fond de l'utérus était *resté contracté* et *très-ferme*, il n'avait pas admis une quantité remarquable de sang.

L'asphyxie commença à une heure après midi; moins de cinq minutes après madame B... avait cessé de vivre. A ce dernier instant, elle put parler distinctement; elle fit des adieux déchirants.

Réflexions.

J'avais bien jugé de la temporisation; elle était irrationnelle dans l'espèce et contre tous les principes. Je ne dois pas prétendre que, si j'eusse opéré aussitôt que je le voulais, la vie de la malade eût été sauve, mais je suis en droit de croire que c'eût été augmenter les chances favorables (1).

Le fait qui précède est un nouvel exemple des conséquences terribles de l'insertion du placenta sur le col utérin, quand cette insertion a lieu sur une très large surface. La compression de l'aorte fut très pénible; elle aggrava plutôt la situation qu'elle ne fut favorable. Dira-t-on que dans ce cas, comme pour ceux qui précèdent, cette compression a été faite trop tard? Mais, dans les quatre faits antécédents, elle n'a point été pratiquée aussi tardivement que dans ce dernier cas. En somme, chez tous les sujets, cette pratique jeta du désordre dans l'organisation; elle aggrava les angoisses cordiales, elle augmenta surtout la gêne de la respiration, et fit naître, par ces mêmes troubles, une horrible anxiété dans l'esprit de la malade. Je reviendrai sur l'appréciation de ce procédé quand je passerai en revue les principaux moyens qu'on doit opposer aux hémorragies utérines.

SEPTIÈME FAIT.

Large insertion du placenta sur le col de l'utérus; hémorragies répétées; tamponnement. Pression perpendiculaire sur le corps de l'utérus; rétablissement.

Madame R.... jeune femme de 22 ans, de force et

(1) Je saisis cette occasion pour exprimer l'opinion suivante: une consultation médicale, dans un cas d'accouchement grave, si elle n'est pas sollicitée par l'accoucheur lui-même, est une chose fâcheuse. Dans une telle circonstance, le médecin consulté ne devrait être qu'un aide bienveillant, toutes les fois que l'accoucheur manifeste un plan de conduite rationnel, *bien arrêté*.

de taille moyennes, primipare, était parvenue au huitième mois de sa grossesse sans aucun accident, lorsqu'elle fut prise d'une hémorragie par la vulve, pour s'être fatiguée, dit-elle, en jouant du piano. Elle perdit environ cent-vingt grammes de sang dans l'espace de trois jours. Cette hémorragie se suspendit sans aucuns soins.

Le sang reparut à quinze jours d'intervalle, plus abondamment cette fois, et toujours pour la même cause, prétend la malade. M. le docteur G... pratiqua une saignée du bras.

Une troisième perte sanguine eut lieu le 5 avril, environ dix jours après la deuxième hémorragie. On crut devoir saigner une seconde fois. La malade fut tenue couchée; on administra quelques lavements pour faire cesser une constipation habituelle.

Une quatrième apparition du sang eut lieu deux jours plus tard; c'était le 7 avril au soir. Le lendemain je fus appelé en consultation. Le sang continuait de couler en suintant; quelques caillots avaient été rejetés dans la matinée.

Nous apprîmes, par le toucher, que le col utérin était complétement effacé; que son orifice n'était point encore assez entr'ouvert pour permettre l'introduction du doigt. La malade, jusque-là, n'avait éprouvé aucune contraction puerpérale. Le fœtus fesait sentir ses mouvements; on entendait les battements de son cœur, au côté droit du ventre et à la hauteur de l'ombilic.

Le vagin fut exactement tamponné, la malade fut tenue couchée; elle fit usage de boissons acides, froides.

Le travail de l'accouchement se manifesta le 9

avril. Pendant toute cette journée, les contractions furent éloignées et faibles. On retira le tampon; un caillot assez volumineux sortit à sa suite; la malade urina.

Le toucher fit connaître alors : 1° que l'orifice était dilaté à trois centimètres; 2° que son limbe était encore *ferme*; 3° qu'une portion considérable du placenta *flottait dans l'orifice et au-dessus*. On ne put à ce moment apprécier avec exactitude la situation du fœtus. Nous introduisîmes un nouveau tampon.

A huit heures et demie, la malade fut saisie tout à coup d'une terreur profonde. Ses traits et sa voix s'altérèrent subitement; elle répétait : « *pensez à moi, je vais mourir.* » Quand on lui parlait de son enfant, elle ajoutait : « *j'ai plus de droits que lui à vos soins, pensez d'abord à moi.* » La frayeur de la mort avait fait disparaître jusqu'au sentiment maternel. Cet égoïsme est rarement exprimé, mais il est plus fréquent qu'on ne le suppose.

Le pouls de la malade était mou et rapide, la peau était généralement décolorée. Les contractions utérines étaient languissantes. On administra deux prises de 75 centigrammes de seigle ergoté, dans l'espace d'une heure.

L'effet du médicament *fut à peine sensible*. Les forces de la malade se perdant rapidement, nous résolûmes d'accoucher *immédiatement*, l'orifice étant *dilatable*. J'entendis de nouveau les battements cordiaux du fœtus au côté droit de l'abdomen, et *très haut*; je pensai que l'enfant se présentait par le siége. Je fis prendre à la malade une troisième dose de seigle ergoté (un gramme en substance), et j'opérai.

Ma main droite fut introduite. L'orifice céda facilement ; le lambeau du placenta le *recouvrait entièrement*. Je rangeai ce lambeau à droite avec précaution, et sans le soulever. Je sentis, alors, que le sang coulait avec vitesse. Je rompis les membranes, saisis le pied droit : il était voisin de l'orifice. Avec cette extrémité *seule*, je terminai promptement l'accouchement. L'enfant vint asphyxié. Le cordon, excessivement long, était enroulé *quatre fois* sur le cou. L'enfant fut promptement rappelé à la vie.

Le corps de l'utérus se contracta bien ; il fut soutenu dans son action par des frictions sur l'hypogastre. Peut-être le seigle agit-il aussi ? J'en doutai cependant, à cause de la perte considérable qui avait précédé son administration. Je fis *immédiatement* l'extraction du placenta ; il me fallut en décoller une portion adhérente, *vers l'orifice supérieur de l'utérus*.

La main placée extérieurement sur la matrice, qu'elle soutenait et comprimait en même temps, put *abaisser* et *engager* cet organe dans l'excavation. Le corps de l'utérus était ferme, large, aplati vers son fond ; les parois de son col étaient *molles*, *minces*, et *très dilatées*. Les lèvres de l'orifice n'étaient pas à plus de trois centimètres de la vulve. A droite et à gauche, au-dessus du niveau du fond de l'utérus, on touchait les bords saillants des psoas, rétrécissant le diamètre bis-iliaque.

Du sang, très vermeil, coulait des parois du col. La malade accusait une défaillance extrême. L'ouïe et la vue étaient troublées ; tout annonçait une lypothymie. *Je tamponnai le col utérin, non pas seulement avec un ou deux chiffons imbibés de vinaigre, mais en remplissant le col et le vagin.* En même temps j'établissais une exacte compression sur le fond de l'utérus au moyen d'une compresse *en pyramide*, impregnée d'alcool. (1) Cette compresse fut maintenue par une ceinture *serrée avec force*. Le tampon fut soutenu par une garniture s'attachant en arrière et en avant, à la ceinture. Celle-ci fut placée *sur le bassin*, et non sur les flancs. En même temps le bassin *fut relevé* par un coussin placé *sous le sacrum*, dans le but d'augmenter la tension des muscles psoas, pour les rendre capables de soutenir le corps de l'utérus sur les côtés et de maintenir la compresse extérieure. La position horizontale fut exactement gardée. La malade prit quelques cuillerées de vin généreux et de consommé.

L'hémorragie ne fut point arrêtée complétement; du sang imprégna, mais lentement, le tampon et la garniture. Cette dernière seule fut changée. Dans la soirée, on enleva une portion du tampon, la vessie fut vidée, la compression extérieure fut diminuée.

Le lendemain les restes du tampon furent rejetés ou extraits. Il coula un peu de sang, mais de dégorgement et non hémorragique. La malade, alors, se plaignait de la sensation *d'un corps gros*, *pesant sur le fondement*.

Les jours suivants n'offrirent rien de remarquable; le dégorgement lochial eut ses caractères ordinaires; le poids de l'utérus sur le rectum se fit moins sentir; enfin, il disparut dans l'espace de huit jours. Les forces revinrent assez rapidement. Madame R... était rétablie au bout d'un mois.

(1) Méthode d'Alphonse Leroy.

Réflexions.

Cette observation est importante à deux points de vue. Elle offre les phénomènes dictincts propres aux hémorragies pour insertions cervico-placentaires; et sous le rapport pratique, elle présente un mode particulier de compression du corps de l'utérus, qui semble rationnel.

L'envahissement du placenta sur le col de l'utérus était considérable comme chez les sujets des trois dernières observations, la grossesse était parvenue à son terme.

L'hémorragie ne débuta pas d'une façon aussi brusque, la perte ne fut pas aussi rapidement effrayante que celles qu'offrirent les 4e et 6e faits. Elle est assez semblable à l'hémorragie que présente le 2e cas. Comme le sujet de cette dernière observation, la jeune femme dont je viens de parler, était primipare. Il est vraisemblable que c'est à cette circonstance qu'est due la progression plus lente du décollement placentaire; chez ces sujets, la dilatation de l'orifice *inférieur* se fait avec lenteur, tandis que chez les femmes dont l'utérus s'est déjà développé par le fait d'une grossesse antérieure, la dilatation est rapide; c'est pour cette raison que chez elles, les pertes sont souvent instantanées et foudroyantes.

Cette dernière observation offre le phénomène exceptionnel de l'abaissement *spontané*, *très marqué*, de l'utérus dans l'excavation après l'accouchement, et de plus, celui de l'aplatissement du fond de l'organe, sans introversion.

Quant à l'abaissement de l'organe, deux raisons peuvent servir à l'expliquer; l'entraînement en bas, par le fait de l'extraction du fœtus, amené par les pieds, et la tonicité des ligaments suspenseurs de l'utérus.

Quant à l'aplatissement du fond du viscère, je l'attribue aux tractions sur le cordon ombilical, devenu très court par ses quatre ciconvolutions sur le cou du fœtus. L'extraction de ce dernier a dû imprimer un tiraillement sur la portion de la circonférence placentaire qui s'insérait vers l'angle supérieur du sac, et l'entraîner ainsi que le fond de la matrice.

Le retour, ou la rentrée facile de l'utérus dans l'excavation, fut une circonstance heureuse dont il me parut utile de profiter. J'ai pensé, depuis, que c'était un bénéfice de la nature qu'il fallait chercher à imiter dans les cas qui pouvaient le permettre.

HUITIÈME FAIT.

Large insertion du placenta sur le col de l'utérus; tamponnement vaginal; compression perpendiculaire *de l'utérus. Rétablissement.*

La femme D..., rue Saint-Jean, 22 ans, grande, mince et délicate, était parvenue sans accidents au terme de sa première grossesse, quand elle fut prise d'une hémorragie utérine (1er octobre 1843).

La perte s'augmenta peu à peu pendant ce jour et le lendemain. Le travail puerpéral se fit sentir avec énergie; à la fin du second jour, il augmenta de beaucoup la quantité du sang qui coulait *incessamment*. La sage-femme m'appela le troisième jour seulement; elle n'avait rien fait jusque-là pour s'opposer à l'hémorragie.

Le toucher me fit aisément reconnaître que le placenta était *très largement greffé* sur le col utérin, plus particulièrement à droite. De gros caillots de sang occupaient le vagin et l'orifice du col *béant et mou.*

La tête du fœtus se présentait au détroit supérieur.

La malade, lorsque j'arrivai près d'elle, sortait d'un long évanouissement.

Je procédai *de suite* à la version. J'introduisis la main droite; je rangeai le placenta à droite, sans le relever; je rompis les membranes et saisis le pied droit. Avec cette seule extrémité, j'amenai l'enfant qui était très petit et asphyxié. Un bain tiède et des frictions d'eau de Cologne sur le rachis et la tête le ramenèrent à la vie; cependant ni le cordon, ni même le cœur ne donnaient alors de pulsations.

Le placenta fut extrait immédiatement. Le corps de l'utérus se contracta bien; il fut *poussé dans l'excavation* par la main qui le frictionnait.

Le *vagin* et le *col utérin* furent *tamponnés* avec des fragments de linge fin imprégnés d'eau vinaigrée. Le corps de l'utérus fut *soutenu*, *comprimé* dans la direction de *l'axe du détroit supérieur*, au moyen d'une compresse épaisse imbibée d'alcool, maintenue par une ceinture étroite entourant les hanches.

La malade se rétablit avec promptitude.

Réflexions.

Ce fait ressemble de tous points à celui qui précède;

c'est un second exemple favorable de la compression utérine *perpendiculaire intra-pelvienne* employée conjointement avec le tamponnement *obturateur du col utérin* et du vagin.

Une seconde remarque portera sur les soins donnés à l'enfant asphyxié. Des frictions alcooliques sur le rachis et sur la tête produisirent les plus heureux effets. Je crois ces moyens plus capables de ranimer *d'abord* les restes de vie que l'insufflation pulmonaire, que l'expérience ne m'a fait placer qu'au second rang.

CHAPITRE III.

DU PRONOSTIC QU'ON DOIT PORTER SUR LES HÉMORRAGIES PROVENANT DE L'INSERTION DU PLACENTA SUR LE COL DE L'UTÉRUS.

Il résulte de tout ce qu'a écrit Mme Lachapelle, dans son excellent ouvrage pratique sur les hémorragies provenant du décollement du placenta inséré sur le col : « Que ces accidents sont les plus dangereux aux» quels les femmes soient exposées pendant leur gros» sesse. »

Ces hémorragies empruntent les éléments de leur gravité du fait de l'insertion anormale, et cette gravité s'accroît en raison directe de l'étendue de l'insertion.

« Il est possible, dit-elle (1), de porter un pronostic » moins funeste quand le placenta ne couvre l'orifice » que par un de ses bords, et bien moins encore s'il ne » fait que s'en approcher ; mais en vain l'on conserve» rait quelque espérance, quand cette masse vasculaire » couvre, centre pour centre, le col utérin. »

Le pronostic porté par Rigby n'est pas moins grave, puisqu'il prescrit impérieusement, comme moyen unique de prévenir la mort, d'accoucher artificiellement, dût-on dilater avec violence l'orifice de l'utérus.

Burns partage l'opinion de Rigby.

Voici le pronostic que porte le docteur Nægelé :

(1) Tome 2. page 359.

« Lorsque ces hémorragies sont abandonnées à elles-
» mêmes, ou sont secourues trop tard, elles finissent
» presque toujours par la mort. » (*Manuel des accouchements*, p. 360.)

Si j'osais émettre une opinion, après celles de tels praticiens, j'emprunterais de préférence la pensée, aussi vraie que laconiquement exprimée, du professeur d'Heidelberg.

On pourrait ajouter que ces hémorragies cervico-utérines sont à peu près les seules qui tuent. On voit sans doute des pertes sanguines provenant des parois du corps de l'utérus devenir funestes, mais ces faits sont exceptionnels.

Qu'on lise, à l'appui de cette assertion, les faits rapportés par Mme Lachapelle, et surtout ceux qui sont cités par Rigby, on verra que dans la grande majorité des cas funestes, le placenta avait été inséré sur le col. Ainsi les sujets des 7e, 10e, 14e, 15e, 20e, 47e, 58e, 81e, 82e, 98e, 101e et 105e observations, avaient offert cette terrible anomalie; et que si quelques femmes, frappées d'une hémorragie reconnaissant la même cause, échappèrent aux dangers de cet accident, ce ne fut qu'à grand'peine et comme par hasard : tels les sujets des 6e, 13e, 23e et 24e faits. Par contre, et comme preuve à l'appui de l'innocuité *comparative* des hémorragies du corps de l'utérus, les cinquante-quatre autres faits rapportés par ce même auteur, bien que plusieurs d'entr'eux aient été remarquables par d'énormes pertes de sang, entr'autres les sujets des 28e et 34e observations, n'offrent pas une seule terminaison *immédiatement* fatale.

Après le fait 28e, Rigby fait cette remarque : « La

» nature est féconde en ressources, quand le placenta » n'est point un obstacle à la dilatation. »

Après la 34e observation, il dit encore : « Le pla» centa n'était pas sur le col, etc. » Il conseilla d'attendre; l'accouchement fut spontané et ses suites heureuses. Enfin on peut dire, en lisant les 71e et 74e faits, également remarquables par une grande quantité de sang perdu, que la conduite de l'habile accoucheur anglais dénote une grande sécurité, lorsque le placenta n'est pas inséré sur le col de l'utérus.

Quelques hommes, qui font autorité dans la science, ne considérant pas le fait de l'insertion cervico-placentaire comme une cause suffisante par elle-même et en rapport avec la gravité de l'hémorragie, ont admis hypothétiquement, une influence dominante provenant, soit d'un spasme général de l'utérus, soit d'un orgasme ou molimen hémorragique. Il n'est pas nécessaire de créer de telles suppositions; je dirai plus, il serait dangereux de les admettre, si elles devaient exercer une influence sur le traitement des hémorragies dont il est cas, traitement tout mécanique, puisque dans l'espèce, le sang coule de parois qui ne jouissent pas de contractions fonctionnelles.

Je viens de dire qu'il n'était pas nécessaire de supposer un molimen pour rendre raison des pertes considérables qui résultent des insertions cervico-placentaires; c'est ce que chacun concevra, puisqu'il devient prouvé que les parois du col ne peuvent diminuer que *très lentement*, par leur retour, le calibre des vaisseaux qui laissent couler le sang. On doit se souvenir aussi que le col de l'utérus est pourvu des premières et par conséquent des plus grosses branches des artères utérines.

L'accident hémorragique cervico-placentaire, déjà très grave par lui-même, deviendra funeste si, comme le dit Nægelé, de prompts secours ne sont pas donnés; il est presque inutile de rappeler que la faiblesse constitutionnelle du sujet est toujours de la plus haute importance (1).

Les pertes utérines qui apparaissent de bonne heure, c'est-à-dire du cinquième au sixième mois (je ne parle ici que de celles qui sont considérables), dénotent une très large insertion du placenta sur *l'orifice supérieur du col.* Et de ce qu'il a été dit que la gravité de l'accident était toujours en rapport direct de l'étendue de l'insertion, devra-t-on conclure toujours que les hémorragies hâtives sont les plus funestes? Ce jugement ne doit s'appliquer rigoureusement qu'aux accidents qui apparaissent à une époque beaucoup plus rapprochée du terme de la grossesse.

On ne devrait pas dire, cependant, qu'une perte provenant d'une insertion *centre pour centre*, se manifestant dès le cinquième mois, ne puisse se terminer par la mort; au contraire, cette fatale terminaison arriverait indubitablement si la patiente n'était pas secourue avec intelligence. Ce qui fait que ce genre d'accident est moins funeste alors, c'est que la perte est intermittente, que par cette raison elle donne plus de

(1) M. le professeur Moreau prétend (page 85, vol. 2) que la perte du sang est surtout fatale pour le fœtus, et qu'il devient toujours victime de l'affaiblissement que lui fait éprouver l'hémorragie, *car*, dit-il, *c'est aux dépens du placenta que cette dernière a lieu.*

Oui; dans de telles circonstances le fœtus meurt souvent, mais ce n'est pas par hémorragie. J'ai extrait plusieurs placentas, dans de tels cas; ils conservaient encore tout l'engorgement sanguin normal. Le fœtus meurt à cause de la cessation des rapports fonctionnels du placenta.

temps pour se préparer aux éventualités, pour la lutte enfin; à cette époque, la fermeté des parois du col vient en aide et augmente les chances favorables.

On a objecté, avec raison, qu'à ce terme peu avancé de la gestation, le moyen protecteur de la mère, le tampon était toujours funeste au fœtus qui n'a point encore atteint l'époque de sa viabilité. Un raisonnement péremptoire répond à ce reproche, c'est que la perte sanguine, si elle n'est réprimée, sera plus certainement fatale au fœtus que ne peut l'être pour lui l'excitation produite sur l'utérus par le tampon: cette pensée a été nettement exprimée par Desormeaux.

Certaines pertes abondantes et longtemps prolongées, n'ayant pas pour cause un décollement du placenta, mais la déchirure de quelques vaisseaux adventifs développés dans le bouchon cervical, peuvent simuler les pertes provenant de la séparation du placenta; en voici deux exemples.

PREMIER FAIT.

Madame B..... (44 ans), est accouchée quatre fois sans accidents. Elle a vu, à chaque grossesse, ses règles reparaître aux trois premières époques.

Mme B.... éprouva dans le courant du mois de novembre 1839, trois pertes sanguines par la vulve, à huit jours d'intervalle; elle était enceinte sans le savoir.

Une quatrième hémorragie se déclara subitement le 13 janvier; on l'évalua à cent cinquante grammes. Le toucher apprit que le col utérin était allongé et clos;

ses lèvres étaient saillantes, fermes; le doigt n'aurait pu y être introduit sans des efforts soutenus.

L'écoulement du sang ne dura pas plus d'une heure; il fut suivi d'un suintement de matière blanchâtre, bientôt remplacé par un liquide légèrement teint en rouge, qui continua de couler pendant *quarante jours*.

Le 25 février, Mme B.... ressentit distinctement les premiers mouvements fœtaux. Elle accoucha naturellement le 2 août. Le placenta n'offrit aucune trace de décollement remontant à une époque éloignée. Les membranes, très fortes, étaient *remarquablement tomenteuses* au pourtour de la déchirure par laquelle l'enfant était passé. Toutes les villosités étaient *enduites d'une mince couche de sang noir coagulé, très adhérente.*

DEUXIÈME FAIT.

Mme J.... (30 ans), grande, mince, non pléthorique; troisième grossesse.

Cette gestation a commencé vers la fin du mois de janvier. La dernière époque menstruelle datait du 25 de ce mois. A partir du 24 février suivant, il coula, chaque jour, pendant trois mois, du sang provenant de l'utérus. Certains jours la quantité de sang équivalait à trois cuillerées, mais généralement à deux. Le toucher vaginal ne fut point opéré.

Le sang s'est arrêté spontanément, vers le cent-trentième jour de la gestation. La fin de la grossesse a été heureuse. L'accouchement s'est opéré naturellement. L'enfant mâle était très fort et très gros, le placenta n'offrait rien de remarquable, il avait été en rapport de tous ses points avec l'utérus, jusqu'au moment de l'accouchement.

Les membranes de l'œuf, comme dans le fait précédent, offraient, vers la pointe inférieure, une épaisseur tomenteuse remarquable. Ces villosités choriales, quoique lavées à plusieurs reprises, conservaient une teinte générale rouge, très prononcée.

On devait admettre qu'il existait, pour le premier fait, surtout après la quatrième hémorragie, un décollement du placenta greffé sur le col. Mais, le temps s'écoulant sans aggravation des accidents, et les signes de la vie du fœtus se manifestant régulièrement, on dut croire alors, à la rupture de quelques vaisseaux développés dans le bouchon cervical, au pourtour du sphincter supérieur. L'examen de l'œuf vint confirmer ces prévisions. Tout dut se passer de la même manière dans le deuxième fait, sur une plus petite échelle.

Il m'a semblé utile de donner ici, en regard, l'histoire d'une véritable et large insertion du placenta sur la surface du col utérin, se manifestant de très bonne heure; le jugement à porter sur ce fait, ramènera naturellement au point traité dans cette partie du mémoire, le pronostic, et fera bien sentir les caractères propres à ce fatal accident.

TROISIÈME FAIT.

Madame G..., de Saumur, 27 ans, cheveux et sourcils noirs, santé délicate, tempérament nerveux sans être *ovarique*, ou comme on dit hystérique; menstruation régulière.

Mme G... était mariée depuis quatre ans; elle était

accouchée une première fois, vingt mois auparavant, sans autres accidents que la longueur du travail (43 heures). Mme G... eut l'extrême malheur de perdre son enfant à l'âge de vingt mois.

Nouvelle grossesse le 15 avril 1837. Au quatrième mois de cette gestation, Mme G.. fit un voyage à Nantes. Au retour, elle fut prise d'une hémorragie qui fut attribuée aux fatigues de la route. La perte fut estimée à cent grammes. La malade fut couchée horizontalement, et *saignée*.

Un mois après, il se manifesta une deuxième hémorragie, sans cause appréciable; on *saigna* de nouveau, et la malade reprit pour quelques jours la position horizontale.

Je fus appelé à l'occasion d'une troisième perte qui apparut quinze jours après la seconde; elle fut plus considérable que les précédentes, et ne cessa pas comme elles, après vingt-quatre heures. La perte durait déjà depuis une semaine, lorsque j'arrivai près de la malade que je trouvai *très affaiblie*.

Le toucher fit reconnaître que le col utérin avait toute sa hauteur. Il était gros, conique, ses lèvres étaient gonflées, ramollies, entr'ouvertes, il en coulait un liquide sanguinolent de mauvaise odeur. Le doigt fut introduit sans effort et toucha un corps fongueux.

Cet état de situation me fit croire à un avortement inévitable et prochain, qui me paraissait fort désirable.

Le pronostic porté relativement à la mère, ne fut pas très grave. M. le docteur Chevreul fut aussi appelé à donner son avis, qui ne différa pas du mien.

Le traitement à suivre fut arrêté d'un commun accord.

Nous pensâmes qu'il fallait, *sans retard*, et le plus exactement possible, arrêter l'écoulement sanguin par un tampon, afin de ménager les forces de la malade, et surtout de *provoquer* un travail expulsif, franc et prompt. La malade, par scrupule de conscience, s'opposa énergiquement à ce moyen.

Les pertes se renouvelèrent, de plus en plus abondantes, dans le cours du mois suivant. L'expulsion du fœtus n'eut lieu que vers la fin du mois d'octobre. Pendant ce travail, et aux derniers instants, un chirurgien crut aider efficacement la nature en introduisant une partie de la main dans l'utérus pour extraire le fœtus et le placenta engagés dans le col. La malade succomba trois jours après, par suite d'une métro-péritonite.

Je terminerai les considérations relatives au pronostic des hémorragies puerpérales, en formulant le cas suivant comme le plus défavorable possible :

Le placenta serait très largement greffé sur les parois du col, sa large implantation cependant aurait permis l'ampliation du col jusqu'au terme normal de la gestation. Le sujet ne serait pas à sa première grossesse, et le travail aurait débuté, énergiquement et brusquement, par une très large séparation du placenta. Dans de telles circonstances, l'hémorragie est si subite et si abondante, qu'elle entraîne presque toujours la perte de la malade, quelles que soient la bonne entente et la célérité du traitement.

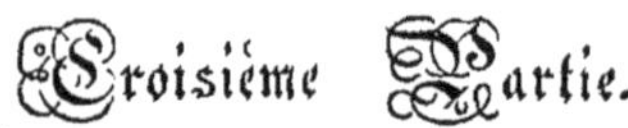

Troisième Partie.

DU TRAITEMENT DES HÉMORRAGIES

PROVENANT DES DÉCOLLEMENTS PLACENTAIRES,

ET PLUS SPÉCIALEMENT

des hémorragies cervico-utérines.

Je me propose de passer en revue les moyens dont on use ordinairement pour combattre les hémorragies provenant des décollements placentaires. Je les examinerai aux points de vue que m'ont fournis les faits rapportés dans ce mémoire, qui me paraissent donner une base rationnelle pour la pratique, en ce qu'ils permettent d'établir la distinction des pertes utérines en deux classes selon le lieu d'où coule le sang, ou des parois du corps, ou de celles du col de l'organe.

J'examinerai : 1° les moyens anti-hémorragiques dont on use quand les pertes se déclarent pendant la gestation; 2° ceux que l'on emploie quand l'accident accompagne le travail de l'enfantement; 3° enfin, j'apprécierai les efforts qu'on oppose aux hémorragies qui apparaissent postérieurement à l'accouchement, en désignant le moyen, ou les moyens plus capables de combattre efficacement l'accident à chacune de ces époques.

CHAPITRE PREMIER.

DES HÉMORRAGIES PENDANT LA GESTATION.

Il est d'un usage, à peu près constant, de saigner toutes les femmes enceintes affectées de pertes utérines, tant que la grossesse n'a pas dépassé le septième mois; les femmes faibles et pâles, dont le système sanguin est loin d'être surchargé, n'échappent point à cette pratique, basée sur cette croyance, que Dugès a grandement fortifiée, qu'il existe, même dans ces cas, un *molimen*, une *pléthore* locale, que la saignée fera disparaître.

Personne, aujourd'hui, n'admet la pensée de Noortwick, qui croyait au rétablissement des relations fonctionnelles du placenta décollé, mais on admet que la saignée empêchera la séparation placentaire de s'accroître et même, dans la circonstance la moins heureuse, si la perte est de nature à devoir se renouveler, ce retour sera de beaucoup retardé par l'émission sanguine.

Ces raisonnements et cette pratique sont le plus souvent erronés, et pour mon compte, je suis convaincu que la saignée sera fâcheuse toutes les fois que l'hémorragie aura pour cause un décollement du placenta greffé sur le col utérin, n'y fût-il inséré que pour le cinquième de son étendue.

Il est bon d'examiner les effets probables des saignées dans les diverses situations anormales qui peuvent se rencontrer pendant la gestation.

Et d'abord dans les cas de pléthore générale, qui ne nous semblent pas, d'après des raisons que nous avons produites ailleurs (1), la cause la plus fréquente des décollements placentaires, dans cette circonstance, la saignée donne le plus souvent un soulagement instantané; les fonctions qui souffraient de l'état de réplétion, s'exercent plus librement; on en conclut que la gestation doit en ressentir aussi les bons effets : on peut dire même, qu'il est admis que le bénéfice est *spécialement* ressenti par l'utérus et son contenu. C'est en partant de ces premisses qu'on étendit la pratique de la saignée aux cas d'hémorragies considérables, parce qu'on les attribua, *surtout*, à un état de congestion locale, et non simplement à l'étendue du décollement du placenta.

Il est rationnel d'admettre que la saignée puisse exercer une influence indirecte, plus ou moins prompte, sur la circulation utéro-placentaire, mais on doit douter qu'elle puisse être utile dans les cas de large décollement. Elle pourra diminuer l'activité de la circulation, favoriser ainsi la formation d'un caillot qui suspendra temporairement l'hémorragie, mais seulement dans les cas de séparations placentaires de peu d'étendue. Jamais elle n'agira efficacement sur les relations maternelles de l'œuf, et n'empêchera ce dernier de mourir, si le décollement a été *considérable*. En somme, quelle que soit la cause du décollement placentaire; quelle que soit aussi l'époque de l'accident,

(1) Recherches sur les ovaires humains.

quant à l'âge de la gestation, une pensée première doit dominer l'esprit, c'est celle d'arriver à une appréciation suffisamment exacte de l'étendue du décollement, puisque de cette appréciation, dépendront la conduite à tenir et le choix des moyens.

Personne, que je sache, n'a indiqué un moyen pour parvenir à l'appréciation du décollement; j'ai dû en chercher un pour mon usage, persuadé de toute l'importance de cette connaissance.

J'ai cherché un rapport entre la quantité de sang écoulé dans une heure, et l'étendue supposée du décollement. Il est résulté de cette opération comparative, qui a exigé un grand nombre de faits, cette estimation que je regarde comme assez exacte, c'est que la perte de soixante grammes de sang dans l'espace d'une heure, représente le décollement du tiers du placenta, séparation suffisante pour déterminer prochainement l'avortement, ou au moins, et inévitablement, une suspension à peu près complète du développement ultérieur du fœtus.

Ces raisons seraient-elles toujours suffisantes pour que, dans tous les cas où soixante grammes de sang seraient perdus dans une heure, on dût s'abstenir des saignées générales? Non; dans des cas spéciaux, on a vu des hémorragies plus considérables, dans le même espace de temps, ne pas être suivies de l'avortement, mais une perte semblable, doit, dans la *grande majorité des cas*, suffire pour empêcher de protéger la gestation par de tels moyens.

La saignée pour combattre une hémorragie pendant la grossesse, ne serait très utile que si la femme enceinte, riche de santé, était dans l'habitude de perdre beaucoup de sang à ses époques menstruelles, si surtout, cette fonction n'a pas discontinué aux premières époques de la gestation. Une émission sanguine serait encore utile, si l'état de santé nécessitait des saignées périodiques, et dans toutes ces circonstances indicatives, si la perte avait débuté avec lenteur, sans cause physique évidente, comme sans secousses morales vives.

Maintenant je reviens à la pensée qui précède, et je suppose un cas rentrant dans la règle générale, c'est-à-dire, ne présentant pas les circonstances exceptionnelles dont il vient d'être parlé. Est-il bon de protéger une gestation débutant ou marchant sous d'aussi fâcheux auspices, et par des moyens qui peuvent atténuer les forces; ou bien n'est-il pas rationnel d'abandonner l'œuvre à la nature, en conservant autant que possible le sang qui, quelque favorable que soit le travail abortif, si souvent inévitable, coulera nécessairement en grande quantité? Il n'est pas sage de chercher à protéger par des saignées une gestation si précaire, quand le sang coule de la sorte, avant tout travail puerpéral. On doit se souvenir, comme l'a dit Desormeaux « que la femme ne commence à compter quel» ques chances de sûreté, que lorsque l'utérus est com» plétement débarrassé (1). »

Dans une gestation qui a dépassé le milieu de sa durée, quand le sang a coulé plusieurs heures, et à raison de soixante grammes pour chacune des dernières heures, il n'est qu'un seul moyen efficace de combattre l'accident : ce moyen est le tamponnement vaginal; lui *seul, surtout*, peut être opposé à l'hémorragie provenant des parois du col, et dans une telle

(1) (Dictionnaire de Médecine), Dystocie.

circonstance, son action provocatrice du travail expulsif est une des raisons de son excellence.

Dans ces circonstances graves, une latitude entière doit être laissée à l'accoucheur honnête et expérimenté, qui se souviendra toujours que la vie de deux êtres lui est confiée, et qu'il ne doit abandonner cette double tâche pour une seule, que dans les cas de nécessité absolue (1).

Presque tous les praticiens ont enseigné d'imprégner le tampon de vinaigre ; cette pratique n'est pas bonne, quel que soit le lieu d'implantation du placenta.

Le tampon vinaigré ne peut être, dans aucun cas, protecteur du fœtus. S'il a été placé dans le but de reculer la parturition, tout en réprimant la perte, il sera moins toléré, à cause du liquide qui l'imprègne, qu'un tampon enduit d'un corps gras simple ; et dans les cas où on se proposera de favoriser la dilatation du col, le tampon suiffé, par exemple, conviendra parfaitement, lorsque le tampon vinaigré eût peut-être nui, en agaçant l'orifice du col.

J'ai employé, avec avantage, pour enduire le tampon et le rendre aussi obturant que possible, un mélange de quatre parties de suif fondues avec une cinquième partie d'huile ; on pourrait y ajouter de l'extrait de belladone, dans des cas spéciaux.

(1) Burns recommande les demi-lavements opiacés, renouvelés deux ou trois fois dans les 24 heures. Ce moyen fait cesser, dit-il, un travail anticipé et par suite la perte de sang qu'il détermine en décollant le placenta de plus en plus, mais il ne remédie pas à l'hémorragie résultant d'un large décollement précédant le travail expulsif.

Le seigle ergoté, à petites doses répétées, est aussi un moyen hémostatique recommandé, mais il n'agit qu'en provoquant les contractions utérines, et par conséquent, il est plus dangereux pour le fœtus que le tampon.

Il faut savoir se déterminer franchement au tamponnement vaginal avant que les forces de la femme ne soient épuisées ; l'opportunité de ce moyen et son exactitude constituent tout son mérite.

Si le tampon est peu volumineux, et s'il est exactement placé, *il sera peut-être toléré* : on en a cité bien des exemples (1). Alors, nul autre moyen ne favorisera mieux la conservation de la grossesse en soutenant les caillots. Si au contraire le travail d'expulsion vient à s'établir, ce que rien n'eût pu prévenir plus efficacement (la saignée, l'opium, etc....), le tampon sera encore un moyen par excellence pour soutenir l'action du travail puerpuéral commencé, en même temps qu'il modérera la perte du sang.

(1) Desormeaux, Diction. de Méd. en 21 vol., vol. 14, p. 313.

CHAPITRE II.

DES MOYENS A OPPOSER AUX HÉMORRAGIES GRAVES, PENDANT LE TRAVAIL DE L'ENFANTEMENT.

Il n'est pas rare de voir le sang couler abondamment de l'utérus pendant le travail de l'enfantement. Cet accident doit concentrer l'attention au plus haut point, car il peut être funeste, en quelques heures, et pour la mère et pour son fruit.

D'après les faits de ce mémoire, le premier soin qui doit occuper, serait de connaître immédiatement, et avec une grande exactitude, l'état de l'orifice de l'utérus, et de savoir si le placenta *est greffé ou non* sur les parois du col. Cette exploration me semble tellement indispensable, que la crainte d'augmenter, pour quelques instants, l'écoulement du sang par cette recherche, ne doit point être mise en balance.

Le toucher a fait reconnaître que l'orifice était *clos* et *non extensible*, le doigt n'a pu le franchir. Il faut, je crois, tamponner avec exactitude, en ayant soin de porter le premier chiffon, enduit du corps gras, sur l'orifice même, où les doigts le maintiendront d'abord jusqu'à ce qu'il soit soutenu par la masse entière du tampon....

On a donné le conseil d'agir sur les fibres de l'orifice par l'extrait de belladone, dans les cas de roideur prolongée. Avant d'user de ce moyen, il est utile de bien connaître les rapports du placenta avec la matrice.

Après quelques heures, le travail continuant, et le tampon aidant, les bords de l'orifice seront amincis, plus mous, dilatables, ou déjà suffisamment écartés pour permettre l'exploration des parois du col.

Je suivrai l'ordre déjà établi plus haut, et je supposerai d'abord que l'hémorragie provient du fond de l'utérus; les parois du col sont libres. Je vais rappeler les moyens propres à combattre cet accident qui peut être grave quelquefois, comme on l'a vu dans le cours de ce mémoire.

Si le travail de la parturition a pris une intensité suffisante pour faire espérer un accouchement prompt; si l'état de souplesse de l'orifice est favorable, la perforation des membranes de n'œuf est d'une utilité incontestable, l'orifice n'eût-il encore que deux ou trois centimètres d'ouverture. La méthode de Puzos sera d'autant plus utile alors, que les eaux de l'amnios seront plus abondantes, et que l'extrémité du fœtus qui marchera devant tardera moins à s'engager dans l'excavation. Une position des plans latéraux du fœtus, un rétrécissement du bassin, seraient des contre-indications de la perforation de l'œuf, comme moyen antihémorragique.

Si, après l'évacuation des eaux, la perte sanguine ne diminuait pas d'une manière rassurante, c'est encore au tampon qu'il faudrait recourir, et cette fois, il serait laissé à demeure pour servir d'excitateur au travail. Le tampon sera expulsé avec le fœtus dont il ne peut, en aucune manière, entraver la marche dans le canal pelvien. C'est à cet instant que l'ergot de seigle serait indiqué, si après avoir tamponné le vagin, l'utérus vidé des eaux tardait à se contracter. On devrait encore administrer ce médicament, si le travail puerpéral marchait avec langueur; mais on conçoit que dans un cas semblable, il serait préférable de ne déchirer les membranes, que lorsque le travail aura été activé suffisamment par le médicament.

J'ai dit plus haut qu'il n'était plus permis de compter sur l'action du seigle ergoté quand la femme a perdu beaucoup de sang, et que son action est complétement nulle si la faiblesse a été portée jusqu'à la lypothymie; je répète ici ce fait, il a été si constant dans ma pratique, que je n'hésite pas à le rappeler en termes exprès. Il ne resterait alors d'autre parti que la version, dans le cas même d'une insertion naturelle du placenta; on devrait y procéder, aussitôt la perméabilité de l'orifice.

L'extraction du fœtus serait pratiquée selon les préceptes, c'est-à-dire, avec autant de lenteur que le permettront les circonstances. Il est désirable surtout que l'utérus suive dans son retrait, la progression du fœtus (1). Pour aider à ce résultat, on doit favoriser la contraction utérine par des frictions soutenues, ou une compression circulaire du ventre. On administrera des toniques spiritueux, mieux indiqués *alors* que les opiacés à grande dose.

L'emploi du forceps, dans ces circonstances, n'est autorisé que lorsque la tête du fœtus est déjà engagée jusqu'au couronnement et se présente par les ovales

(1) Smellie, après avoir amené le fœtus jusqu'aux fesses, attendit une demi-heure. Cette pratique est vantée par Gardien.

postérieur ou supérieur, cette dernière position pouvant être rapidement transformée en position de l'ovale sous occipito-bregmatique par une simple pression du lévier. L'emploi de l'instrument serait ici d'autant plus nécessaire, que les eaux de l'amnios seraient écoulées depuis un temps plus long, car alors, la version serait une nouvelle cause d'hémorragie, qui, bien que de courte durée, aurait cependant peut-être une importance relative. On verra plus tard, que ce ne sera plus cette conduite que j'appuierai dans les cas d'insertion cervico-placentaire, à moins que la tête ne soit *très accessible*, et l'enfant *vivant*.

Si l'on suppose maintenant le placenta inséré sur le col; si le lambeau détaché du placenta est large, ce qui n'a pu être reconnu sans que l'orifice ne soit dilaté de deux à trois centimètres; si la perte marche avec quelque activité, tous les efforts doivent tendre, *sans hésitation*, à vider l'utérus par les moyens les plus rapides, et il n'en est point de plus prompt que la version, toutes les fois que la tête du fœtus ne sera pas parvenue *en pleine excavation*.

La version, d'après Rigby, doit être exécutée, ou au moins tentée, *immédiatement*, *quel que soit l'état du col et de l'orifice*. Ce dernier sera dilaté avec persévérance et autant de force que le permettra la résistance des tissus. On ne devra cesser d'agir que lorsque l'orifice menacera de se rompre plutôt que de céder; ces résistances sont rares, quand la grossesse est arrivée à son terme, et surtout si la femme est déjà accouchée (1).

(1) Accouchement forcé; d'Ambroise Paré; de Guillemeau; de Louise Boursier.

Duncan Steward a vanté, dans ces cas, l'usage du laudanum à grandes doses (cent gouttes en une seule prise) peu d'instants avant d'opérer l'introduction de la main dans l'utérus. Je n'ai pas expérimenté ce moyen dans de telles circonstances; rationnellement je crois l'opium utile.

La perforation de l'œuf avec évacuation des eaux, dans les cas d'insertions cervico-placentaires, serait *plus qu'inutile*, elle serait *fâcheuse*, car elle ne suspendrait pas l'écoulement du sang, puisqu'elle ne déterminerait pas la contraction du tissu cervical. De plus, elle prolongerait le travail, et provoquerait peut-être une plus large séparation du placenta; on pourrait même admettre la possibilité du passage du sang dans la cavité du corps de l'utérus où il prendrait la place qu'occupait l'eau écoulée depuis quelques instants : percer l'œuf, dans de telles circonstances, serait sans doute favoriser une perte interne.

Pour opérer la version, quand une portion du placenta flotte au devant de l'œuf, il faut ranger cette portion avec soin, évitant surtout de relever ce bord, en introduisant la main. Si les membranes étaient encore intactes, l'œuf ne devrait être ouvert qu'au point le plus éloigné du placenta.

Quand l'orifice utérin est complétement obturé par le placenta, on doit chercher avec précaution le côté des parois du col vers lequel cet organe s'étend le moins. On le reconnaît, au toucher, à ce que le petit matelas que forme le placenta diminue d'épaisseur dans cette direction. Le décollement devra être opéré vers ce point. On en conçoit facilement la raison, il y aura moins de vaisseaux déchirés; cette manœuvre est facile et prompte. Le décollement n'aggrave que de bien peu la situation, sous le rapport de la perte sanguine.

Mais, si le placenta recouvrait très *largement* toute la portion inférieure du col et qu'il fût trouvé adhérent, et fort épais, à tous les points accessibles au doigt, ce qui est improprement appelé insertion placentaire centre pour centre, vaut-il mieux décoller un des côtés que de percer le placenta au centre de l'orifice ? On sait que depuis peu cette question a été traitée, et que des praticiens de haut mérite ne partagent pas la même opinion sur ces deux méthodes ? Quant à moi, si ce cas se présentait, quoi qu'en dise M. le professeur Moreau, je perforerais sans hésitation le placenta. Tous ceux qui auront suivi attentivement ce qui a été dit dans ce mémoire sur la constitution et les fonctions du col de l'utérus, n'hésiteront pas non plus; ils respecteront autant qu'il sera possible *toutes les adhérences* encore existantes du placenta, puisqu'elles sont protectrices de la femme (1).

On a dit que la *rupture* du placenta donnerait naissance à une autre hémorragie qui ne tarderait pas d'être fatale au fœtus; la chose serait possible, si le tra-

(1) Deleurie fils prescrit, *même dans les cas d'insertions du placenta sur le col*, d'effectuer l'accouchement avec une très grande lenteur, pour laisser le temps à l'utérus de revenir. Il amène l'enfant, jusqu'à la poitrine, et le laisse alors expulser par l'utérus. Ce principe, bon dans les cas d'insertions normales du placenta, ne peut être que dangereux, quand le placenta est inséré sur le col utérin, parce que la perte ne sera point *entièrement suspendue*, et que la compression du cordon sera fatale à l'enfant.

J'en dirai autant de l'évacuation des eaux de l'amnios au travers du placenta au moyen d'un trois-quarts ou d'une sonde de femme indiquée par M. le docteur Gendrin. La diminution des parois du corps de l'utérus ne suffit pas pour arrêter l'hémorragie.

vail de la parturition était difficile et prolongé. Le sang coulera, surtout, jusqu'à ce que la version ait engagé le tronc de l'enfant au travers de la déchirure et de l'orifice. A partir de cet instant, la perte ne peut plus être aussi considérable.

En résumé, il est constant que les dangers de l'hémorragie *placentaire* ont été *exagérés*, et une des principales raisons repose sur ce que, à cette époque du travail, la circulation fœtale est au moins ralentie et troublée par la compression de l'utérus, si elle n'est pas complétement suspendue. Quand bien même il en serait autrement, quand le fœtus qui n'est pas encore né, devrait courir quelques dangers en faveur de sa mère, selon nous il n'y aurait pas à hésiter, l'intérêt de cette dernière devrait parler plus haut. Mais, je l'ai déjà dit, ces options terribles n'existent pas véritablement.

Jusqu'ici j'ai raisonné pour les cas où il est possible de dilater l'orifice de l'utérus, ce sont les plus ordinaires; je dois parler maintenant de la conduite à tenir lorsque, bien qu'entr'ouvert et laissant passer une portion de la circonférence du placenta, l'orifice résiste à tous les efforts *rationnels* faits pour l'introduction de la main.

Le docteur Bunsen, de Francfort, conseille d'arracher, *aussi ras que possible*, la portion flottante du placenta. L'expérience l'a conduit à préférer ce moyen au tamponnement du vagin, généralement pratiqué dans ce cas; et lorsque, par le travail, il se fait un nouveau décollement, on devra arracher la nouvelle portion séparée, et ainsi de suite jusqu'à ce que la dilatation puisse être tentée sans efforts violents. Cette méthode compte des résultats heureux, d'après son auteur.

Je ne sache pas qu'en France on ait imité la conduite du docteur de Francfort. Je ne l'ai point encore suivie, ce ne sera donc que rationnellement que j'apprécierai cette méthode.

Je conçois l'utilité de l'arrachement du bord du placenta flottant, lorsque l'orifice de l'utérus conserve beaucoup d'épaisseur, ce qui implique la pensée que la gestation n'est point encore parvenue à son terme. Le lambeau traverse un canal résistant et de quelque longueur, et non pas seulement une simple et mince ouverture. Le corps étranger agacera nécessairement les nerfs du col, et produira ce que détermine la présence d'une éponge introduite pour provoquer un travail anticipé. En arrachant le lambeau, aussi haut que possible, comme le recommande l'auteur, afin de débarrasser le canal, la tolérance de l'utérus sera rétablie et la grossesse devra se prolonger jusqu'à ce que l'œuf ait envahi de nouveau le cône utérin, et décollé une nouvelle portion du placenta qui fera renaître les agacements de l'orifice. Le procédé d'arrachement est donc rationnellement bon, il est essentiellement conservateur de la gestation, tandis que le tampon, dans ces circonstances, ne fera qu'aider au lambeau flottant, c'est-à-dire qu'il hâtera le travail expulsif.

Mais si le décollement du placenta était considérable, si le col aminci était déjà entr'ouvert d'un centimètre, par exemple, disposition qui n'existe guère qu'aux derniers jours de la gestation, alors on ne devrait point arracher le bord du placenta, mais recourir promptement au tampon protecteur, jusqu'à la dilatibilité de l'orifice. Je termine ce chapitre en faisant observer que la séparation complète du placenta, avant l'extraction du fœtus, et même son expulsion de l'utérus avant la sortie de l'enfant, n'apportent aucune modification aux moyens anti-hémorragiques, ce sont des complications qui rendent plus impérieuse la célérité qu'on doit apporter à vider entièrement la matrice.

C'est avec intention que je n'ai pas parlé du procédé de galvanisation du docteur Thomas Bradford contre les hémorragies utérines puerpérales, parce que ce moyen, dont on peut admettre toute l'énergie, n'a point encore, en France, la sanction des hommes de savoir et de probité médicale.

Même en acceptant tout ce que promettent les faits publiés par le savant accoucheur de Manchester, quant à la puissance du fluide galvanique pour faire naître dans tous les cas les contractions des fibres du corps de l'utérus (contractions spasmodiques, intermittentes), je repousserais, jusqu'à nouvel ordre, cette influence sur les parois du col utérin, dont le tissu ne me paraît pas jouir de cette sorte de contractilité. Je n'oserais encore me fier au galvanisme *seul* dans les cas d'hémorragies considérables provenant des parois du col.

La première et la sixième des propositions formulées par le docteur Bradford n'expriment que des faits admis.

Dans la deuxième, il conseille de détacher complétement le placenta inséré sur le col et de percer les membranes, lorsqu'il existe des signes non équivoques de la mort du fœtus. Cette pratique peut encore être acceptée, si la mort du fœtus date déjà de plusieurs jours, parce qu'il se sera opéré dans la circulation utéro-placentaire, aussitôt après la mort du placenta qui est la conséquence immédiate de celle du fœtus, des modifications de nature à ne plus permettre au sang de couler : je suppose qu'il n'existe alors aucune organisation accidentelle établissant des rapports vasculaires directs entre l'utérus et le placenta.

La troisième proposition est irrationnelle. Il est au moins inutile, dans un cas de viciation pelvienne exigeant la crâniotomie pour extraire le fœtus, de décoller et d'extraire préalablement le placenta.

Il faut, selon moi, rejeter comme dangereuse, la pratique que conseille la quatrième proposition, celle de détacher le placenta complétement, si les membranes sont rompues et les contractions énergiques, ce procédé est dangereux et inutile, si je le juge aux points de vue des recherches anatomo-physiologiques de ce mémoire.

Je n'en dirais pas autant des préceptes que renferme le cinquième corollaire, qui veut que dans tous les cas d'épuisement produit par une hémorragie dépendant de l'implantation centrale du placenta sur l'orifice, on perfore le placenta, avec un trocar, pour faire couler le liquide amniotique, si l'accoucheur galvanise le corps de l'utérus sans préalablement avoir complétement détaché le placenta. Le procédé serait d'autant plus rationnel, que la présence du placenta qui se décollera inévitablement sous l'influence du travail provoqué, ne mettra point obstacle au passage du fœtus.

Il me reste à dire quelques mots sur le mode de galvanisation en lui-même.

Ce moyen ne pourra jamais être sous la main de l'accoucheur, que dans les établissements de maternité. En France, quand même un des appareils galvaniques serait déposé chez chacun des pharmaciens, il se passerait toujours au moins une heure avant qu'on ait pu se le procurer et le disposer; ce laps de temps, dans les cas graves, n'est pas toujours accordé à l'accoucheur. Que sera-ce dans les campagnes, si le chirurgien ne voyage pas toujours emportant avec lui, et son appareil, et les substances chimiques qui sont nécessaires à son action?

Je n'ai rien à ajouter aux réflexions qui précèdent, après la lecture que je viens de faire des propositions du professeur Sympson d'Édimbourg.

Je doute beaucoup de l'identité des faits sur lesquels ce savant accoucheur a édifié les préceptes qu'il émet, et j'accepte, sur les nouveaux procédés, les réflexions critiques très sages de M. Malgaigne, rédacteur de l'excellent journal par lequel j'ai connu les travaux des deux praticiens anglais.

(*Journal de chirurgie*, *juin* 1845, *page* 186, *et mars* 1846, *page* 90).

CHAPITRE III.

DES MOYENS A OPPOSER AUX HÉMORRAGIES QUI SUIVENT LES ACCOUCHEMENTS.

Doit-on procéder à l'extraction du placenta immédiatement après la sortie du fœtus, *quand il y a perte active de sang?* La réponse ne peut être qu'affirmative, quel que soit l'état de l'utérus, quant à sa contraction plus ou moins parfaite, et quel que soit le lieu de l'insertion du placenta. M. le professeur Velpeau a exprimé cette nécessité en termes précis.

Si l'utérus est mou et sans action, la présence du placenta décollé en partie sera défavorable, car elle entretiendra l'hémorragie. Ce serait à tort qu'on espérerait que ce corps, déjà étranger pour l'utérus, pût faire naître des contractions fonctionnelles (Desormeaux). Ces contractions ne reparaîtraient qu'autant que le retour *latent*, ou de texture, peut-être plus lent dans de telles circonstances, amènerait les parois à comprimer le placenta (1).

On doit, *dans tous les cas*, introduire la main dans la cavité utérine pour en extraire, *avec célérité*, le placenta, et solliciter une contraction prompte de l'organe. La main est le moyen le plus capable de remplir sûrement ces deux indications. Je dois rappeler ici,

(1) Pensée de M. Lacour.

quoique chacun le sache, que cette main ne doit être retirée de l'utérus, qu'autant qu'elle en sera *chassée* (Desormeaux) par le resserrement *prononcé* et de *quelque durée*, des parois. Quelle que soit l'énergie de cette contraction, il ne faut point oublier que cet état est spasmodique, et intermittent; qu'il peut cesser bientôt; et que si, pendant sa durée, la réduction *latente* n'est pas encore suffisante, les vaisseaux laisseront couler le sang de nouveau : cette perte décroît en raison directe du temps écoulé depuis l'accident. Dans les cas d'insertions anormales du placenta, cette proportion décroissante n'existe pas, l'écoulement du sang ne s'amoindrit pas sensiblement et n'est jamais intermittent.

Il ne sera pas hors de propos, avant de parler des pratiques spéciales, de rappeler, en quelques mots, les précautions que l'expérience a consacrées.

Aussitôt qu'une femme est menacée d'une hémorragie sérieuse, elle doit être couchée sur un plan parfaitement horizontal, un matelas. Il sera toujours imprudent d'obtempérer au désir de conserver un simple oreiller, la tête doit être constamment de niveau avec la poitrine, quelle que soit la gêne momentanée qu'en éprouve la patiente. Les cuisses devront être relevées, c'est-à-dire que les pieds seront rapprochés des fesses, les genoux légèrement écartés et les jarrets soutenus par un rouleau. Cette position des extrémités inférieures a évidemment de l'influence sur l'écoulement sanguin. Un courant d'air frais sera dirigé sur la malade, qui ne sera que légèrement couverte, selon la saison.

L'accoucheur doit écarter, sans ménagement,

tous les assistants qui pourraient entraver ses actions; ses aides doivent être courageux, fermes et bienveillants.

On a dit qu'il fallait que chacune des actions de l'accoucheur se fît sans précipitation comme sans hésitation, car il est grandement désirable que l'esprit de la malade soit toujours calme, quoi qu'il advienne. Si des substances, si des instruments manquaient, ce qui arrive trop souvent, que des ordres précis soient éxécutés avec la plus grande célérité, et à l'insu de l'accouchée. Les praticiens qui ont donné ces conseils, les ont puisés au lit même des femmes en couches, tant ils ont de vérité et de portée.

Je passe à l'exposition des moyens directs, en spécialisant chacune des circonstances qui les réclament.

Une accumulation sanguine, ou perte interne, s'est opérée dans la cavité de l'utérus, peu de temps après la sortie de la main qui en avait extrait le placenta : *l'assiette de ce dernier avait été normale*. Cette hémorragie a renouvelé la lypothymie. Dans ce cas, la main doit être reportée immédiatemment dans l'utérus pour en faire sortir tout le sang pris en caillots, et pendant cette opération, dont le principal but est de reproduire la contraction de la matrice, l'autre main doit *empoigner* le corps de l'utérus, au travers des parois abdominales et l'exciter par des frictions assez fortes (Desormeaux), par la compression même du globe utérin, jusqu'à déterminer *une légère douleur*. Il serait, *excellent*, de laisser *très longtemps* la main dans le corps de l'organe; si ce n'est la main entière, d'y laisser deux doigts le plus longtemps possible; ce temps gagné pour la contraction tonique, sera grandement en faveur de la permanence du retrait.

Les frictions, les agacements du corps de l'utérus, au travers des parois ventrales, doivent être soutenus pendant quelque temps, et repris de temps à autre; on a dit qu'ils devaient être continués plusieurs heures (Chevreul), la chose est inutile; quelque excitation qu'on donne à la matrice, par ces moyens, cette excitation ne maintiendra pas la contraction spasmodique plus de cinq minutes; après ce temps, l'organe fatigué se laissera distendre, malgré la titillation, et si la contraction tonique n'a pas encore agi suffisamment, la perte se renouvellera *quand même.*

Vient ici l'instant de parler de la compression du corps de l'utérus, que Millot, de Dijon, a placée bien au-dessus de tous les autres moyens (1).

L'accoucheur dijonnais n'est pas l'inventeur de cette pratique, exercée dans le but de prévenir les pertes internes; Levret en a parlé et la pratiquait avant lui, mais sans la signaler à l'attention.

Millot ne veut pas qu'on enlève les caillots renfermés dans l'utérus (2); il regarde cette extraction comme dangereuse parce que: « 1° l'introduction de la » main dans l'utérus pour cette opération, fait couler » des flots de sang qui, loin de provoquer des con- » tractions utérines, font tomber ce viscère dans une » atonie plus profonde; 2° c'est qu'il se forme d'autres » caillots l'instant d'après, et que, s'il y avait nécessité » d'extraire les premiers, il n'y aura pas de raisons » pour laisser les derniers; et *qu'en suivant ce principe,*

(1) Tome premier, page 319.
(2) Denmann néglige aussi l'extraction des caillots.

» *on aurait jusqu'à la dernière goutte du sang de la* » *femme.* »

Selon lui, la compression énergique du « corps de » l'utérus, est bien plus *efficace* et *salutaire* que le tam- » pon et la *fouille* de l'utérus recommandée par Gar- » dien, opération qui ne peut se faire, même avec quel- » ques doigts, sans provoquer un grand flot de sang.» Enfin, le même accoucheur dit (page 325) : « Je » n'ai jamais été d'avis du tampon, quoiqu'approuvé » par une Académie respectable dont j'avais l'honneur » d'être correspondant » (l'Académie de Paris).

La compression, d'après Millot, se fait d'abord avec les deux mains, comme l'exécuta depuis Mme Lachapelle; puis ensuite, par une serviette pliée en seize doubles, imbibée de vinaigre. Cette compression, qu'il appelle *carreau*, est maintenue sur l'hypogastre par une ceinture serrée avec autant de force que cela se peut faire sans causer une gêne trop considérable et une douleur trop vive.

En laissant de côté le ton peu convenable de l'auteur précité, j'examinerai les effets de la compression de l'utérus comme moyen thérapeutique, dans les cas dont il s'agit. J'ai employé plusieurs fois cette pratique, dont on ne parle point assez aujourd'hui, bien que Mme Lachapelle dit l'avoir employée, avec un succès remarquable, dans un cas désespéré : elle avait préalablement placé un tampon vaginal.

Les effets de la compression des parois utérines doivent être égaux, au moins, à ceux que produisent les agacements, frictions, pincements ou pressions du corps de la matrice au travers des parois abdominales, et de plus, dans le cas d'une inertie complète, elle aura le grand avantage d'effacer la cavité, à toute nouvelle dilatation qui surviendrait aussitôt la cessation de la contraction spasmodique provoquée par les frictions seules.

Tout ce que je viens de dire en faveur de la compression, ne doit s'appliquer qu'aux faits hémorragiques provenant des parois du corps de l'utérus; cette manœuvre toute seule n'aurait, comme on doit le penser, que peu ou point d'action, dans les cas de pertes par suite d'une insertion cervico-placentaire.

M'efforcerai-je, maintenant, d'appuyer la pratique de l'extraction des caillots renfermés dans le corps de l'utérus, pratique usitée aujourd'hui et que blâmait si fort Millot? Je ne crois pas devoir le faire, au moins avec quelques développements; il me suffira de dire qu'il n'est pas vrai, comme il l'avance, que l'introduction de la main pour l'extraction des caillots, soit la cause inévitable de l'écoulement d'un grand flot de sang j'entends, de sang circulant. Il en coule peu de cette nature. Cette manœuvre, au reste, n'est répétée que dans les cas de distensions remarquables de l'utérus, quand le sang coule au dehors, et surtout quand les parois utérines n'offrent pas une fermeté rassurante et des contractions expulsives.

En résumé, la compression du corps de l'utérus est véritablement un précieux moyen anti-hémorragique. Seule, dans les cas ordinaires, elle peut suffire. On a dû remarquer le procédé que j'ai improvisé pour donner sûrement tous ces avantages à la compression; mais ce moyen ne devra plus suffire, comme je l'ai déjà dit, tout aussitôt qu'une portion des parois du col aura donné insertion au placenta. Le tampon, comme moyen immédiat et obturant, sera alors le moyen par excellence, surtout si la compression utérine prévient toute possibilité de perte interne.

En procédant comme je l'ai fait dans les deux derniers faits de la seconde série, l'utérus se trouve enfermé au milieu des parois inflexibles de l'excavation pelvienne. Il est soutenu en bas par le tampon, et comprimé en haut par la compresse pyramidale et la ceinture. J'avais soulevé le siége de la malade au moyen d'un coussin très ferme, afin de tendre les muscles psoas et de diminuer l'aire du détroit supérieur, après *l'enfoncement de l'utérus dans l'excavation.*

De ce qu'il n'est pas possible dans beaucoup de cas, après un accouchement normal, de précipiter l'utérus dans le bassin, on aurait tort d'en inférer qu'il en doit être ainsi dans tous les cas d'hémorragies. Lorsque l'utérus s'est contracté suffisamment après la délivrance, chez une femme multipare surtout, l'utérus, comme on l'a vu, forme un globe du volume du poing, le plus souvent situé très haut dans l'abdomen, et tombé vers un des flancs. Il serait impossible, dans ce cas, de précipiter l'utérus au travers du détroit supérieur, la pression qu'il faudrait exercer sur l'organe serait très douloureuse. Il n'en est point ainsi dans un cas d'inertie de la matrice; la contraction momentanée qui résulte des frictions exercées sur l'organe, ne lui donne point la fermeté de la contraction fonctionnelle, non plus que la sensibilité qu'il est facile de réveiller lors d'une rétraction normale. Une matrice inerte, ou revenue mollement, peut être pétrie et enfoncée dans le détroit supérieur. Avant d'y procéder, il sera bon de s'assurer si la vessie n'est pas gonflée d'urine, ou le rectum rempli de matières fécales; ces deux circonstances devraient gêner beaucoup, peut-être même empêcher l'entrée de l'utérus dans le bassin.

Dans certains cas d'hémorragies (on n'a pas distingué si elles provenaient du corps ou du col de l'organe) des praticiens expérimentés ont porté avec avantage, dans la cavité de l'utérus, un citron écorcé, une éponge imprégnée de vinaigre, un morceau de glace; on a même injecté des liquides capables de cautériser.

Apprécions le mode d'action de chacun de ces moyens, à l'exception du dernier qui a été repoussé avec raison. M. A.-C. Baudelocque a déjà porté un jugement sur ces pratiques, et l'expérience et la sagacité de cet auteur justement estimé, ne me laissent que bien peu à ajouter sur quelques points de détail.

De même que mon ami et condisciple Baudelocque, j'ai porté les injections froides acidulées dans la cavité de l'utérus, pour combattre son inertie. Elles agirent favorablement, ce que j'attribuai plutôt à la température du liquide qu'à sa nature acide. Je ne vis point alors le frisson terrible que signale Mme Lachapelle. Peut-être l'innocuité du moyen provint-elle de la très petite quantité de liquide qui parvint dans le corps de l'utérus, deux cuillerées peut-être. J'avais été effrayé, je l'avoue, des faits rapportés par l'auteur que je viens de citer. Aujourd'hui je suis convaincu des dangers que font courir ces injections (1). J'ai vu l'épouvantable frisson qu'on a signalé, immédiatement après une injection d'eau de camomille presque froide, portée dans l'utérus trois jours après l'accouchement,

(1) Les lavements froids auraient presque tous les avantages des injections utérines de Saxtorph, sans en avoir les graves inconvénients.

pour entraîner du sang en putréfaction. Tout le corps fut refroidi, la peau devint violâtre, la respiration s'embarrassa promptement, et la malade succomba vingt-neuf heures après l'injection, quels que fussent les soins employés pour la ranimer. (Clinique de la Maternité, Angers, 1839).

L'éponge imprégnée de vinaigre, retenue par un cordonnet, selon l'indication de Desgranges, est un moyen que la raison accepte. Il est plus facile de l'improviser dans chaque maison, que de se procurer un citron, surtout hors les villes. Ces moyens agiront plus encore par leur masse, que par le liquide qui les imprègne; ils ont des inconvénients attachés à leur extraction, qu'il faut opérer le plus ordinairement, *quoi qu'on en ait dit.* Si je me rapporte aux faits qui me sont propres, cette extraction est pénible : l'orifice supérieur est un obstacle à vaincre. Sans doute, les doigts le dilateront sans de grands efforts, mais non pas sans l'agacer; le passage de l'éponge cause un spasme douloureux au sphincter supérieur de l'utérus.

Que dirai-je du morceau de glace, proposé par Levret, vanté par Plessmann et Deneux? Un hasard, seul, en province, permettrait d'user de ce moyen, que je ne crois pas innocent.

Le tampon doit-il être employé pour combattre les hémorragies utérines succédant à l'accouchement? Tous les auteurs qui se sont laissés guider par le raisonnement, ont repoussé cette pratique, quelques nombreux et péremptoires qu'aient été les *faits* rapportés en sa faveur, par Leroux et Chevreul. Ainsi, Desormeaux dit (Dict., vol. 14, page 314) : « Que le tampon semble s'opposer au but qu'on se propose. »

Mme Lachapelle se sert de cette phrase réprobatrice (vol. 2, page 400) : « Assurément le tamponnement est » le dernier moyen à tenter dans les hémorragies qui » suivent l'accouchement. » Cependant, elle avait dit avant : « J'ai vu d'autres fois la matrice se contracter » par moments pour retomber bientôt dans un collap- » sus qui renouvelait l'hémorragie. *Je n'ai pas craint*, » dans ces cas extrêmes, de recourir au tamponne- » ment du vagin, et je l'ai fait surtout avec quelque » sécurité chez les femmes douées d'un médiocre em- » bonpoint. Il ne suffisait plus alors que de s'opposer » à la distension de l'utérus, à l'épanchement intérieur: » pour cela je saisissais la matrice dans le moment de » sa contraction et à travers les parois abdominales, » je la contenais fortement serrée entre mes mains (1). »

MM. Dugès (2), Moreau et Nægelé sont explicites dans leur répulsion du tampon.

« Remplir la vulve, dit l'accoucheur allemand, avec » de la charpie ou du linge, ce qu'on appelle tampon- » nement, ne convient jamais dans les hémorragies » qui suivent un accouchement qui se fait à terme ou » dans les trois derniers mois de la grossesse : il faut » pourtant en excepter le seul cas où l'hémorragie » proviendrait évidemment, non pas de la matrice, » mais de la rupture d'une veine du vagin.....

» ..... Si l'hémorragie venait de la matrice, le tam-

(1) Compression de Levret et de Millot.

(2) (Page 291) : « Quelques jours plus tard, (après l'hémorragie par l'inertie), on peut employer le tamponnement; l'hémorragie interne est presque impossible, l'utérus peut se ramollir, mais jamais au point où il l'est dans l'inertie subséquente au travail. »

Page 293 : « L'hémorragie externe, cinq ou six jours après l'accouche- » ment, peut être traitée par le tamponnement ».

» pon ne ferait que transformer l'hémorragie externe » en une hémorragie interne qui serait beaucoup plus » dangereuse. »

M. A.-C. Baudelocque (1) dit que lorsque le tampon a eu quelque succès, « ce n'est point en opposant un » obstacle à la sortie du sang hors de la matrice que le « morceau de linge introduit dans sa cavité a agi, » mais bien en déterminant sa contraction, et par suite » la compression de ses vaisseaux et la suspension de » tout écoulement. »

M. le docteur Chailly, un des auteurs les plus récents, ne parle pas du tamponnement pour combattre les hémorragies qui succèdent à l'accouchement. Il insiste, dans les cas graves, sur l'emploi de l'ergot de seigle, et quand tous les moyens ordinaires ont fait défaut, il prône la compression aortique; « c'est encore, dit-il, une des plus précieuses découvertes dont » l'art obstétrical se soit enrichi. » On a déjà pressenti que mon opinion n'était pas la même sur ce moyen, indiqué comme capital.

Ainsi, les auteurs que je viens de citer, et que j'ai choisis, les premiers, comme autorités des plus considérables de notre époque, et M. Chailly, comme ayant parlé le dernier sur ce sujet et se présentant en outre comme l'organe des pensées du professeur P. Dubois, contrairement à des faits d'expérience fort nombreux,

(1) (Des hémorragies utérines, page 396).

(2) M. Demmangeon repousse également le tampon (« l'effet produit par » le tampon, qui distend la matrice, paraît en contradiction avec le res- » serrement qui est nécessaire pour la cessation de la perte. »)

Gardien s'exprime ainsi (page 204) : « Le tampon ne peut pas con- » venir pour modérer une hémorragie qui reconnaît pour cause l'inertie » de l'utérus à la suite de l'accouchement. » (Tome 2, page 395).

repoussent le tampon par la crainte de transformer une perte patente en hémorragie interne, ou bien ne comptent pas ce moyen au nombre de ceux qui doivent être opposés aux pertes dont il est question.

On a dû remarquer, cependant, que Mme Lachapelle et M. A.-C. Baudelocque ne condamnent pas le tamponnement sans appel. La nécessité a forcé le premier de ces accoucheurs à se servir du tampon conjointement avec la compression du globe utérin. M. A.-C. Baudelocque l'accepte, en donnant une théorie de son action. Il ne veut le tampon, dans ces cas, que comme un moyen de maintenir un liquide styptique en contact avec les parois utérines; il le repousse comme moyen obturant; en un mot, il veut seulement quelques chiffons, et ne veut pas d'un véritable tamponnement.

M. le professeur Velpeau, lui, accepte franchement le tamponnement. « Le raisonnement, dit-il, d'accord » avec un assez grand nombre de faits, me porte à » croire, avec Chevreul, que c'est peut-être un des » moyens les plus sûrs d'obliger l'utérus à se rétrac- » ter, à sortir de son engourdissement (1). »

Si, comme élève de Chevreul, j'apportais ici mes souvenirs de sa pratique et aussi le fruit de mon expérience, je dirais que le tampon *obturant*, employé *seul*, n'est pas toujours convenable; qu'il peut être

(1) Burns (page 135), au milieu de longues dissertations sur les moyens de combattre les hémorragies utérines après l'accouchement, jette cette seule phrase approbatrice du tampon : « Il est raisonnable de tamponner » le vagin et même l'orifice utérin de manière à retenir le sang et à pro- » voquer les contractions de l'utérus. » Il veut, par ce moyen, prévenir des recherches trop prolongées pour extraire quelques parcelles de placenta laissées dans l'utérus.

dangereux, mais seulement dans *quelques cas fort rares*, c'est quand le sang provient des parois du corps de l'utérus *complétement* inertes. Alors le tampon doit être porté comme un excellent moyen d'agacer l'organe. Il doit être peu volumineux et non exactement obturant. On voit que j'ai adopté, dans ces cas, la pensée de M. A.-C. Baudelocque, à laquelle j'ai associé, *comme indispensable, la compression perpendiculaire* du corps de l'utérus; procédé différent de celui mis en pratique par Levret, Millot et Mme Lachapelle (1).

Si tant de répulsion s'est élevée contre l'usage du tampon après l'accouchement, c'est plutôt par l'influence du raisonnement que par l'autorité des faits, et personne n'a tenu compte du point de départ de l'hémorragie, distinction que je crois de la plus haute importance.

J'exprimerai maintenant la valeur du tampon dans les cas de pertes cervico-utérines, en me servant des données résultant des faits et des recherches de ce mémoire.

Je suppose que l'insertion du placenta existe sur une grande étendue de la surface interne du col; pour moi, c'est alors que le tampon *parfaitement obturant, compressif même* des parois du col, est le moyen par excellence, j'oserais même dire le *seul* auquel on puisse accorder foi, si surtout il est aidé de la compression du corps de l'utérus, dans les cas d'inertie profonde.

En effet, un moyen mécanique était seul capable,

(1) Je suis loin d'admettre, de confiance, les théories de Leroux sur la formation des caillots protecteurs dans le calibre des sinus utérins, par la présence du tampon obturateur.

dans cette circonstance, d'arrêter le sang, puisqu'il est indispensable de clore des vaisseaux qui ne peuvent être assez tôt froncés par la contraction tonique du tissu cervical, *la seule* qui soit dans ses attributions.

D'où provient donc la confiance sans bornes comme sans distinction de cas, des praticiens de Dijon et d'Angers, au tampon obturant? C'est qu'ils ont presque toujours réussi, et cela par la raison que les cas d'hémorragies assez sérieux pour réclamer les secours, sont presque toujours produits par des insertions cervico-placentaires.

Rigby et Mme Lachapelle l'ont dit, cette insertion anormale est la cause *incomparablement* la plus fréquente des hémorragies *persistantes* après l'accouchement. Chaque praticien peut se souvenir qu'il est fort rare qu'une hémorragie, provenant du corps de l'utérus, donne de véritables inquiétudes, car il n'est pas ordinaire, comme l'a remarqué Rigby, « que toute sensi» bilité contractile ait complétement cessé pour cette » portion de l'utérus. » C'est dans ce genre d'hémorragies, que la présence de la main, reportée plusieurs fois dans l'utérus, a presque toujours produit des suspensions de la perte, temps pendant lequel le tissu utérin est revenu sur lui-même. On remarque d'ordinaire, dans les pertes latentes, que les caillots qui se forment successivement, sont, à chaque retour, de moins en moins volumineux, parce que, quoiqu'il y ait un affaiblissement de la contraction fonctionnelle, le tissu revient cependant et incessamment sur lui-même par sa tonicité.

En résumé, je dirai qu'on doit faire usage du tampon après la délivrance, dans *tous* les cas d'hémorragies *graves* : sous un petit volume et comme moyen *d'excitation*, quand la perte provient exclusivement du corps de l'utérus, et comme digue au sang, ou tampon *obturant*, quand il coule des parois du col de l'organe. Je considère la compression utérine comme nécessaire *dans tous les cas* : on connaît la modification que j'y ai apportée et que je crois heureuse. Si l'utérus ne pouvait être *enfoncé* dans l'excavation, il serait au moins rapproché du détroit supérieur et comprimé particulièrement vers son fond, de haut en bas (1). La garniture qui fixera la compresse hypogastrique, soutiendra aussi le tampon vaginal ; elle devra être placée d'avant en arrière; la pression qu'elle exercera ainsi aura la meilleure direction possible.

Je ne dirai que peu de mots sur les moyens internes qui ont été recommandés dans les cas d'hémorragies après l'accouchement : on sait déjà quelle doit être mon opinion sur le seigle ergoté.

Des accoucheurs anglais suivent, dit-on, les préceptes de Steward Duncan qui considère l'opium administré à grandes doses, comme le premier des moyens contre les hémorragies utérines, *dans tous les cas*, comme *à presque toutes les époques;* le tampon, d'après cet écrivain, ne doit être placé qu'au second rang.

Steward Duncan admet, comme première cause de l'écoulement anormal du sang, la contraction *irrégulière* des fibres de l'utérus; et agissant d'après cette hypothèse, il administre jusqu'à deux cent gouttes

(1) Ce mode de compression ne peut avoir d'influence sur la circulation de la veine cave. Le ralentissement de cette circulation devrait être défavorable, comme l'a pensé M. le docteur Jacquemier. (Archives générales, Loc. cit.).

d'opium de Sydenham dans l'espace d'un jour, et continue cette médication deux ou trois jours, si l'*éréthisme* persiste.

Cet éréthisme ou spasme des fibres de l'utérus ne serait-il pas imaginaire? Je ne l'ai jamais observé, au moins tel qu'on l'indique. J'ai plusieurs fois constaté la *contraction très manifeste et très énergique de l'orifice supérieur*, alors que tout autre point de l'utérus était dans l'état ordinaire. Cet état anormal du sphincter avait favorisé la rétention du sang dans la cavité du corps de l'organe (1). J'ai signalé cet état de resserrement exagéré de l'orifice supérieur dans plusieurs des observations de ce mémoire. Si c'est cet état de l'orifice supérieur qu'a voulu signaler Steward Duncan, il ne l'a point exprimé d'une manière claire, et certainement la méthode de *traitement interne* qu'il préconise ne peut être aussi favorable, c'est à dire aussi prompte, (Burns le dit lui-même), que l'extraction des caillots, suivie des frictions internes avec la pulpe des doigts, pour amener le fond de la matrice au même degré de contraction que l'orifice supérieur.

L'opium de Sydenham agit sans doute avec rapidité, mais le sang coule plus vite encore, et, vu le mode de rétraction du col de l'utérus, je suis en droit de douter de l'efficacité du narcotique, au moins dans tous les cas de larges insertions cervico-placentaires.

Je serai tout aussi bref en rappelant les dérivatifs employés pour suspendre les pertes graves *après* la parturition, que je l'ai été en parlant des médications internes.

(1) Gardien a observé des faits semblables.

Quelque puissants qu'on les suppose, les dérivatifs, bien qu'ils puissent être improvisés dans tous les lieux (je mets au premier rang la brûlure aux pieds et l'application de l'eau bouillante entre les épaules, pour tenir lieu du cataplasme moutardé de M. Velpeau), ne suspendent au plus que les hémorragies provenant du corps de l'utérus, et, bien que je n'aie aucun fait à l'appui de mon hypothèse, je doute que le plus large sinapisme au dos puisse arrêter *définitivement* une perte provenant des parois du col utérin; ce serait une imprudence de s'y fier. L'auteur du moyen ne l'a pas indiqué pour ce cas, mais seulement pour combattre les hémorragies de moindre importance qui surviennent dans le cours de la gestation.

Il me reste à parler de la compression de l'aorte, comme moyen de protection pour les femmes frappées d'hémorragies après l'accouchement. Ce moyen est l'invention la plus récente, je devais en faire le dernier sujet d'examen. C'est sur lui que je veux faire prévaloir un anathême, si mes paroles, en rapport avec mes convictions, peuvent trouver créance.

La compression de l'aorte, dont je ne prétends pas faire l'historique, est présentée, par des hommes recommandables, comme une ancre de salut dans les cas les plus désespérés : tels sont Tréhan, Leichelberg, Siébold, Ulsamer, et, il y a peu d'années, M. le Dr Baudelocque neveu, qui a obtenu une récompense publique à l'occasion d'un mémoire signalant l'excellence de cette pratique. Cependant, comme les faits que j'ai exposés dans ce travail sont en opposition complète avec l'opinion de ces praticiens, j'ai voulu rechercher quelle avait été la pensée des hommes les plus éminents, sur la compression aortique.

Je ne veux parler ici que de celle qui est exercée comme on l'indique généralement, au travers des parois de l'abdomen ; c'est la seule que j'aie plusieurs fois pratiquée et dont j'aie pu apprécier les effets. Quant à la compression de l'artère faite par l'intérieur de l'utérus, appréciée aux points de vue de ce mémoire, elle soutiendrait difficilement un sérieux examen, car il serait rationnel d'attribuer les bons effets de cette pratique, plutôt à la contraction utérine produite par la présence de la main dans cet organe, qu'à la suspension du cours du sang dans l'aorte.

Boër (Vienne, 1812) considère la compression de l'aorte après l'accouchement comme inutile ou funeste selon l'état de l'utérus.

Mme Lachapelle dit : « Le procédé de la compression » de l'aorte a été généralement exclu de la pratique. » Elle n'en a jamais fait usage.

Le professeur Dugès dit, en parlant de la compression de l'aorte, soit par l'intérieur de l'utérus, soit à l'extérieur : « Ce sont des moyens dont l'expérience et le » raisonnement nous ont prouvé l'inutilité. » (Page 294).

M. A.-C. Baudelocque (1) s'exprime ainsi (1831) : « Je » n'ai pas trouvé, dans les cinq observations du docteur » Tréhan, des motifs de conviction suffisants pour me » faire admettre l'efficacité du nouveau remède. Je » comprends parfaitement que la compression de » l'aorte doit suspendre tout écoulement du sang de

(1) Membre correspondant de l'Académie royale de médecine, chirurgien en chef à l'hospice des enfants malades.

» la matrice. Mais l'écoulement du sang, l'hémorragie, » est l'effet de l'inertie, du défaut de resserrement de » l'utérus, et je ne vois pas comment la compression » de l'aorte agirait contre cette inertie. Je la crois, au » contraire, très capable de l'augmenter..... »

Plus loin, il ajoute : « Cependant, persuadé qu'en » médecine l'expérience doit passer avant le raisonne- » ment, je ne balancerais pas à proclamer leur faus- » seté si des faits entraînants de conviction venaient me » démontrer que l'art possède un remède aussi facile » contre un accident si grave. » Depuis lors, M. Baudelocque n'a point dit qu'il ait été convaincu de l'efficacité de la compression de l'aorte.

M. le professeur Velpeau dit : « Sans attacher à la » compression aortique dont parlent déjà Boër, Mme » Lachapelle, Dugès, etc., autant d'importance que » MM. Tréhan et Baudelocque neveu, j'y aurais volon- » tiers recours, si l'occasion s'en présentait...... en at- » tendant qu'on pût mettre en pratique les autres » moyens. »

M. Velpeau, de même que l'auteur du *Traité des hémorragies utérines internes*, n'a jamais dit depuis qu'il acceptât le nouveau moyen comme une des plus précieuses découvertes modernes.

D'autres accoucheurs célèbres de notre époque n'ont-ils pas porté un jugement sur la compression de l'aorte en s'abstenant d'en parler ? Sans doute, ils n'avaient rien de favorable à en dire, car ils savaient de quel poids eût été leur opinion ; ce sont, à l'étranger, Burns et Nægelé, et, chez nous, Desormeaux, Mme Boivin, Antoine Dubois, MM. Moreau et Paul Dubois.

Enfin un jeune praticien, élève des professeurs que

je viens de nommer, distingué par des travaux justement appréciés, M. le Dr Jacquemier, repousse la compression de l'aorte comme capable de troubler profondément la circulation. Il tâche d'expliquer théoriquement le désordre que doit produire ce moyen, désordre qu'il regarde comme fatal (1).

C'est en opposition à cette répulsion exprimée depuis vingt ans, par les uns en termes exprès, par les autres en affectant de ne pas parler de cette pratique, que M. le docteur Chailly a présenté de nouveau la compression de l'aorte comme un des plus puissants moyens de salut.

M. Chailly apporte des faits à l'appui de son opinion; il dit que ces faits ont eu pour témoin M. le professeur P. Dubois, circonstance d'une haute importance. Voici en quels termes s'exprime M. Chailly sur ce procédé : « La compression de l'aorte est une des plus précieuses » découvertes dont l'art obstétrical se soit enrichi. »

Cependant, quelques lignes plus loin, il ajoute cette phrase atténuante des mérites du procédé : « Cette » compression, comme on le pense bien, n'est pas un » moyen curatif, elle permet de gagner du temps, cir» constance bien précieuse dans un accident si grave » par sa rapidité. »

Et pourquoi, si ce moyen n'est pas curatif, s'il ne permet que de gagner du temps, M. le docteur Chailly le présente-t-il comme une merveille des temps modernes pour l'art obstétrical ? J'ai la crainte que les faits qu'il publie, n'aient une grande influence sur la conduite des jeunes praticiens. Cette influence serait fâcheuse, car la compression de l'aorte, loin

(1) Archives générales de juillet 1839, page 336.

d'être un moyen de salut, *en attendant*, fera perdre certainement un temps précieux qu'on ne retrouvera plus, surtout quand l'hémorragie provient des parois du col de l'utérus.

De mon côté, j'ai apporté des faits, et je prie qu'on veuille bien les prendre en considération.

M. Chailly n'a pu se méprendre sur les effets qu'il a vu suivre *immédiatement* la compression de l'aorte, d'où vient donc que ses résultats sont si différents de ceux qui m'ont épouvanté? Pour expliquer cette différence, je hasarderai l'hypothèse suivante, on m'accordera, j'espère, qu'elle n'est pas dénuée de toute vraisemblance.

On peut admettre que la pression qui fut exercée sur le calibre de l'artère dut aussi être grandement ressentie par le sac utérin, qui nécessairement fut comprimé ou sur le corps des vertèbres, ou sur une des fosses iliaques, peut-être même poussé vers l'excavation pelvienne. C'est à cette pression que j'attribue le rôle important qu'a pu jouer la compression de l'aorte pour la cessation de l'hémorragie.

Je ne veux pas prétendre que la compression de l'aorte, *pratiquée au-dessus des artères rénales*, ne puisse avoir de l'influence sur la vitesse et l'abondance du sang qui s'écoule de la cavité de l'utérus, car je n'admets pas de confiance, et dans toutes leurs conséquences, les raisons qui ont fait penser à M. le docteur Jacquemier, « qu'en réduisant le cercle circulatoire on » favorisera nécessairement la congestion veineuse pel- » vienne. »

J'ai vu, au contraire, que la compression de l'aorte *semblait ralentir* l'écoulement du sang; mais en même temps, la pression de l'abdomen à la hauteur de l'ombilic, portée jusqu'au point d'aplatir le calibre de l'aorte, produisit, je l'ai déjà dit, *dans tous les cas qui sont venus à ma connaissance*, des angoisses terribles, intolérables. Avais-je pratiqué la compression trop tard, quand déjà les sujets avaient perdu trop de sang pour supporter ce moyen avec avantage ? Il me semble bien difficile de répondre à cette question. S'il en était ainsi, ce que rien ne prouve, j'en devrais encore conclure que la compression de l'aorte n'est pas un moyen de salut dans les cas extrêmes, puisque trois des sujets sur quatre succombèrent pendant la compression, lorsqu'elle était opérée avec autant de soin et de précision que possible, par des mains exercées.

La compression de l'aorte augmenta les lypothymies ; elle fit naître des troubles épouvantables de la circulation et de la respiration, troubles évidemment de nature à affaiblir, à briser les restes de la vie, quand même la perte utérine eût été suspendue par l'aplatissement de l'artère.

Je ne dirai rien de l'action suspensive exercée sur la contraction du tissu utérin qu'admet M. A.-C. Baudelocque, je n'y crois pas. Le retrait des parois, retrait lent, qui n'en continuera pas moins, est inhérent au tissu *dans tous les instants*.

Enfin, si je formule mon opinion sur la compression de l'aorte comme moyen salutaire, dans les cas d'hémorragies considérables après la parturition, *spécialement pour celles qui résultent de l'insertion du placenta sur la surface interne du col de l'utérus*, je dirai que ce moyen est dangereux : 1° Parce qu'il ne suspend pas complétement l'écoulement du sang ; 2° Parce qu'il détermine des accidents qui, loin d'être favorables à la contraction fonctionnelle de la matrice, *premier moyen de salut*, l'éloigneront bien plutôt en détruisant les forces générales ; 3° Parce qu'il fait perdre un temps précieux, qui pourrait être plus fructueusement employé pour prévenir la mort, qui est imminente.

COROLLAIRES.

Première Partie.

CHAPITRE PREMIER.

ANATOMIE.

1° Le corps et le col de l'utérus sont formés d'un tissu de même nature (musculo-fibreux). Le nombre, la disposition et la direction des fibres musculaires, ne sont pas les mêmes, au corps et au col de l'organe.

2° Le corps de l'utérus reçoit les grosses artères qui le pénètrent; il est parcouru par les plus fortes branches de ces artères. Les parois du corps de la matrice ne reçoivent que les ramifications de ces vaisseaux, et les rameaux que lui envoient les artères ovariques.

3° Le col utérin reçoit plus particulièrement ses nerfs du système cérébro-spinal par les nerfs sacrés; le corps de l'organe reçoit les siens des nerfs spermatiques qui émanent du système ganglionnaire.

4° Les cavités du corps et du col de l'utérus ont des formes et des surfaces dissemblables.

CHAPITRE II.

PHYSIOLOGIE NORMALE.

5° L'utérus, comme muscle, est ordinairement passif pendant la menstruation.

6° Les douleurs lombaires qui accompagnent certaines fois les règles, et toujours le rejet de fausses membranes utérines formées à l'occasion de cette fonction, doivent être attribuées, surtout, à la dilatation forcée de l'orifice supérieur du col.

Les faiblesses, les vertiges qui signalent pour certaines femmes le coït fructueux, peuvent également être attribués à la dilatation subite des orifices de l'utérus, par le passage du sperme aspiré par l'organe.

6° A l'occasion de la gestation, il se forme, dans la cavité du corps de l'utérus, une matière pulpeuse qui constitue bientôt une poche séreuse, la caduque. Il ne se forme, pendant ce temps, dans la cavité du col, qu'un bouchon de nature gélatino-fibrineuse, qui n'offre jamais de loge centrale. La présence de ce bouchon plastique n'est pas constante.

8° Les réactions sympathiques, nausées et vomissements des premiers mois de la gestation, peuvent être rapportés aux tiraillements nerveux que causent la distension rapide du fond de l'utérus, qui reçoit ses nerfs des trisplanchniques.

9° L'orifice supérieur du col, dans la gestation, commence à se dilater vers le cinquième mois de cette fonction; jusque-là il est resté à peu près clos. C'est la *résistance de cet orifice*, et non celle qu'opposent les parois du col, qui retient l'œuf dans l'utérus.

10° Le développement fonctionnel des parois du corps de l'utérus leur donne toute l'énergie contractible dont elles sont susceptibles, tandis que la dilatation des parois du col leur fait perdre toute force de résistance capable de contrebalancer la puissance du corps de l'utérus.

Au temps de la parturition le col dilaté devient un canal de jonction entre la cavité du corps de l'utérus et le vagin, à la partie inférieure duquel il transmet le fœtus.

11° Le retrait du tissu des parois du corps de l'utérus

s'opère sous l'influence de deux forces contractiles : l'une est la force contractile fonctionnelle, elle est intermittente et essentiellement expulsive; l'autre force est un retrait *lent*, *incessant*, que l'inertie et la mort même ne suspendent pas immédiatement.

Les parois du col, après leur distension complète, ne reviennent sur elles-mêmes que par le retrait du tissu et n'éprouvent jamais les contractions intermittentes.

12° L'orifice supérieur du col tend, immédiatement et énergiquement, à se contracter tout aussitôt qu'il n'est pas maintenu dilaté par l'œuf ou le fœtus. L'orifice inférieur, lorsqu'il a été dilaté, entièrement et lentement, ne revient à son diamètre de repos, que lentement et longtemps après.

13° C'est l'orifice supérieur, seul, qui met obstacle à la délivrance; il est le seul point des parois utérines qui puisse produire l'incarcération du placenta.

14° Le mode de retrait du col utérin ne s'opère pas de la même manière chez les femmes primipares et chez celles qui sont accouchées plusieurs fois.

Chez les primipares, les orifices du col se resserrent avant les parois de cette cavité.

Chez les femmes multipares, les lèvres de l'orifice externe se resserrent plus lentement que les parois du col.

Chez toutes les femmes, les parois du col se plissent d'abord de haut en bas. Ces plis perpendiculaires résultent du resserrement de l'orifice supérieur; ils ne sont entièrement effacés qu'au dixième jour après l'accouchement.

15° Après la parturition, le globe utérin contracté reste ordinairement très élevé et très mobile, dans l'abdomen. Chez certaines femmes primipares, et encore chez certains sujets qui ne le sont plus mais dont les parois abdominales et les ligaments utérins ont conservé leur élasticité, l'utérus est ramené immédiatement dans l'excavation du bassin.

16° En résumé, on peut dire que les fonctions départies à chacune des portions de l'utérus sont distinctes et dissemblables sous tous les rapports. Au corps, appartient le rôle puissant, la force d'expulsion; dans le tissu du col réside une force de résistance temporaire, antagoniste de celle du corps utérin.

Les fonctions du col rappellent, successivement, ses deux natures, utérine et vaginale.

CHAPITRE III.

ANATOMIE PHYSIOLOGIQUE ANORMALE.

DES INSERTIONS PLACENTAIRES SUR LE COL DE L'UTÉRUS.

17° Le poids de l'œuf, le manque d'adhérences de la poche anhyste en bas, en y joignant même une force d'impulsion des parois tubaires, ne sont pas des hypothèses suffisantes pour expliquer les insertions placentaires vers l'angle inférieur du corps de l'utérus; ce seraient, au plus, des circonstances prédisposantes.

Les hypothèses suivantes ont plus de vraisemblance.

18° L'œuf, non fécondé, parviendrait, après chaque évolution vésiculaire, jusque dans la cavité utérine. Le liquide de la vésicule favoriserait son passage dans le canal de la trompe.

19° Si l'œuf parvient à l'utérus avant la cessation de l'écoulement du sang menstruel, ce qui doit être un cas anormal, le sang des règles favorisera la progression de l'œuf; s'il n'y arrive qu'après la cessation de l'hémorragie utérine fonctionnelle, l'œuf pourra encore être porté vers l'orifice supérieur du col, et peut-être jusque dans le vagin, par les excrétions muqueuses qui succèdent aux régles, augmentées du liquide vésiculaire.

20° Dans les cas de fécondations normales, la formation de la membrane caduque précédera l'arrivée de l'œuf, et le tiendra confiné vers le fond de l'utérus; dans les cas de fixations anormales, ce sera l'œuf, non encore fécondé, qui

aura précédé, dans la cavité utérine, l'arrivée de la semence et la formation de la matière plastique.

21° Si l'œuf est parvenu jusqu'à l'orifice supérieur du col, l'insertion du placenta sur cet anneau sera centrale; si l'œuf n'était descendu qu'à la moitié de la hauteur de la cavité du corps de l'utérus, l'insertion sur le col ne serait que partielle, et les racines du placenta s'étendraient dans l'une et dans l'autre des cavités de la matrice.

Les insertions centrales sont rares, elles sont signalées par des hémorragies précoces et abondantes. Il n'y a que les insertions cervico-placentaires partielles qui permettent à la gestation de parvenir à son terme; ces insertions peuvent atteindre à une grande étendue.

22° La plupart des placentas greffés sur le col utérin, affectent la forme en raquette.

Deuxième Partie.

FAITS ET CONSIDÉRATIONS PRATIQUES SUR LES HÉMORRAGIES UTÉRINES.

CHAPITRE PREMIER.

HÉMORRAGIES PROVENANT DES PAROIS DU CORPS DE L'UTÉRUS PAR SUITE DE DÉCOLLEMENTS PLACENTAIRES.

Cette série se compose de douze faits présentant, en outre de l'accident hémorragique, quelque circonstance remarquable.

CHAPITRE II.

HÉMORRAGIES PROVENANT DES PAROIS DU COL DE L'UTÉRUS, PAR SUITE DE DÉCOLLEMENTS PLACENTAIRES.

Cette série se compose de huit faits.

Les faits pratiques qui forment cette seconde partie du

mémoire, servent d'appui aux opinions énoncées dans la dernière partie : 1° sur le traitement des hémorragies provenant des décollements placentaires ; 2° sur celles qui ont été émises relativement à l'emploi du tampon après l'accouchement ; 3° sur les effets du seigle ergoté après les grandes pertes de sang ; 4° enfin, sur l'appréciation de la compression de l'aorte ventrale pour combattre les hémorragies par suite d'inertie utérine.

CHAPITRE III.

DU PRONOSTIC SUR LES HÉMORRAGIES CAUSÉES PAR L'INSERTION DU PLACENTA SUR LE COL DE L'UTÉRUS.

23° Les hémorragies par suite des décollements du placenta greffé sur le col de l'utérus, empruntent les éléments de leur gravité du fait de l'insertion anormale.

Ces hémorragies sont toujours mortelles pour les sujets faibles, si l'insertion a recouvert une très grande portion des parois du col, et si de prompts secours n'ont pas été donnés avec intelligence. Il est rare, au contraire, que les hémorragies provenant des parois du *corps de l'utérus* aient une terminaison fatale, par le seul fait de la perte du sang.

24° Les hémorragies graves, qui apparaissent de bonne heure, bien qu'elles soient le résultat d'une insertion cervicale très étendue, sont cependant moins dangereuses pour la femme en couches, que celles qui proviennent d'une insertion partielle, si elle a lieu chez une femme multipare, si le décollement a été brusque et considérable, et si l'accident est survenu au terme de la gestation.

Troisième Partie.

DU TRAITEMENT DES HÉMORRAGIES QUI SUIVENT LES DÉCOLLEMENTS DU PLACENTA.

CHAPITRE PREMIER.

DES HÉMORRAGIES PENDANT LA GESTATION

25° La saignée du bras est un moyen inutilement prodigué pour combattre les hémorragies par suite de décollements placentaires.

26° La saignée est inutile pour la conservation du fœtus, aussitôt que le décollement a porté sur le tiers du placenta. Le décollement du tiers du placenta peut être représenté par une perte de sang rouge, équivalente à soixante grammes dans l'espace d'une heure.

A moins de *cas spéciaux*, une semblable hémorragie est suffisante pour empêcher de protéger la gestation par la saignée.

27° La saignée est nuisible particulièrement dans les cas d'insertions placentaires sur le col utérin.

28° Le tamponnement *exact* du vagin, est le seul moyen efficace pour suspendre les hémorragies *graves*, pendant la gestation ; il doit être enduit d'une matière grasse et tenace, et non imprégné de vinaigre.

CHAPITRE II.

TRAITEMENT DES HÉMORRAGIES SURVENANT PENDANT LE TRAVAIL PUERPÉRAL.

PREMIÈRE SECTION.

INSERTIONS NORMALES DU PLACENTA.

29° Il est de nécessité absolue de reconnaître, aussitôt que possible, le lieu d'insertion du placenta.

Si le col ne permet pas les investigations, on doit préalablement suspendre l'hémorragie, en attendant, au moyen du tamponnement exact du vagin.

30° La perforation de l'œuf est utile si le placenta est greffé au fond de l'utérus; elle serait cependant contr'indiquée par les situations vicieuses du fœtus et le défaut d'ampleur du bassin.

31° L'emploi du seigle ergoté est utile quand le travail puerpéral est lent, si le fœtus est bien situé et si le bassin n'est pas vicié.

Ce médicament est infidèle aussitôt que la femme est affaiblie par une perte considérable de sang : son action est nulle, quand la grande faiblesse du sujet s'est manifestée par plusieurs lypothymies.

32° Dans les cas ordinaires, on doit extraire le fœtus, aussitôt qu'on le peut, soit avec le forceps, si la tête est parvenue en pleine excavation, soit par la version podalique, quand l'emploi de l'instrument ne peut être ni prompt ni facile.

DEUXIÈME SECTION.

INSERTIONS ANORMALES DU PLACENTA.

33° Si l'hémorragie provient des parois cervico-utérines, on doit vider l'utérus sans hésitation, par le moyen le plus prompt : ce moyen est la version, à moins que la tête du fœtus ne soit parvenue sur le périnée.

Dans les cas d'occlusion du col, l'orifice inférieur doit être *forcé*; il offre rarement, chez les femmes multipares, une résistance qu'il serait dangereux de surmonter.

34° La perforation de l'œuf, dans le but de diminuer l'hémorragie cervico-utérine, serait une pratique *irrationnelle et fâcheuse*; elle prolongerait le travail et favoriserait la perte sanguine.

35° Si le placenta recouvre *très largement* tout l'orifice inférieur du col, il faut perforer le placenta, au centre de l'orifice; cette méthode est protectrice de la mère.

36° L'hémorragie fœtale résultant de la déchirure du placenta, sera rarement funeste, si l'extraction du fœtus est exécutée avec promptitude.

37° L'arrachement d'un lambeau flottant du placenta, pour suspendre l'hémorragie, ne peut être utile que lorsque le col utérin conserve encore la forme et la résistance d'un canal.

CHAPITRE III.

MOYENS DE S'OPPOSER AUX HÉMORRAGIES QUI SUCCÈDENT A L'ACCOUCHEMENT.

38° Quand il y a hémorragie, après la parturition, on doit, *dans tous les cas*, extraire promptement le placenta. La main doit être retirée lentement de l'utérus, et seulement lorsqu'elle sera chassée par le resserrement des parois utérines.

39° Dans le cas de pertes latentes, on doit extraire, au fur et à mesure qu'ils se formeront, les caillots de la cavité utérine, avec les mêmes soins qu'exige l'extraction du placenta. Le corps de l'utérus doit être *comprimé exactement de haut en bas*.

40° De tous les corps introduits dans l'utérus pour en solliciter la contraction, l'éponge imprégnée de vinaigre, en suivant le procédé de Desgranges, est celui auquel on peut s'attacher, parce qu'il est le plus facile à improviser en tous lieux. Tous les corps portés dans l'utérus, au-delà de l'orifice supérieur, fatiguent pour leur sortie.

41° Le tampon est utile dans tous les cas d'hémorragies après l'accouchement.

Dans les cas d'hémorragies provenant des parois du corps de l'utérus, il sera un agent provocateur très puissant des contractions; dans les cas d'hémorragies provenant des parois cervico-utérines, le tampon agira, surtout, comme moyen *obturant*.

La compression perpendiculaire du corps de l'utérus doit *toujours* venir en aide à l'action du tampon.

42° L'opium à grandes doses, ne peut tenir lieu de l'extraction des caillots et de l'action des doigts sur la surface interne de l'utérus.

43° Il n'est aucun moyen dérivatif assez puissant pour arrêter *définitivement* une hémorragie provenant des parois cervico-utérines.

44° La compression de l'aorte ne suspend pas entièrement une hémorragie provenant des parois du col de la matrice. Ce moyen est dangereux, parce qu'il fait perdre un temps précieux, et surtout, parce qu'il peut porter un trouble profond dans les fonctions de la circulation et de la respiration.

FIN.

www.ingramcontent.com/pod-product-compliance
Ingram Content Group UK Ltd.
Pitfield, Milton Keynes, MK11 3LW, UK
UKHW020956230726
13923UKWH00007B/413